张尊环　邵礼晖 ○主编

高血压
这样吃就对了

GAOXUEYA

ZHEYANG CHI JIU DUI LE

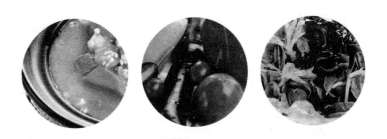

化学工业出版社

·北京·

图书在版编目（CIP）数据

高血压这样吃就对了/张尊环，邵礼晖主编．—北京：
化学工业出版社，2015.9
ISBN 978-7-122-24996-8

Ⅰ.①高… Ⅱ.①张…②邵… Ⅲ.①高血压-食物疗法
Ⅳ.①R247.1

中国版本图书馆 CIP 数据核字（2015）第 200502 号

责任编辑：傅四周　　　　　　　　　　　装帧设计：史利平
责任校对：王　静

出版发行：化学工业出版社（北京市东城区青年湖南街 13 号　邮政编码 100011）
印　　刷：北京云浩印刷有限责任公司
装　　订：三河市骏发装订厂
710mm×1000mm　1/16　印张 12½　字数 194 千字
2015 年 10 月北京第 1 版第 1 次印刷

购书咨询：010-64518888（传真：010-64519686）　售后服务：010-64518899
网　　址：http://www.cip.com.cn
凡购买本书，如有缺损质量问题，本社销售中心负责调换。

定　　价：29.80 元

前言

PREFACE

　　随着经济的发展、人们生活方式的改变，高血压病患病率逐年上升。高血压这个隐蔽杀手，已成为威胁人类健康的最严重的疾病之一。

　　高血压病早期症状往往不明显，很容易被人们所忽视，而且多数人没有把它看成是严重的健康问题。据调查显示，当前我国高血压病患者的知晓率、治疗率、控制率都很低，这也是高血压病患病率居高不下的重要原因。以往，人们总是认为高血压病是很多老年人的常见病，但现在年轻人患高血压的比重在逐年增大，尤其是白领、精英、骨干等人群，较大的工作压力、不合理的饮食结构等因素，使他们也成了高血压病的高发人群。

　　很多科学研究证明，不合理膳食是高血压病的重要发病因素。对于高血压这种生活方式病，饮食治疗意义重大。世界卫生组织认为医药只能解决8%的健康问题，而合理膳食则能解决13%的健康问题。临床试验也证明，通过改善高血压病患者的饮食，可以有效控制其血压。为此，我们精心编写了本书，旨在帮助高血压病患者了解有关的饮食原则，教你如何通过"吃"来控制血压。只要合理地控制饮食，坚持必要的药物治疗，就能使血压维持在正常水平。

　　我们根据自己多年的从医经验，参考有关医学文献，分别从疾病常识、饮食原则、宜吃食物、中草药、饮食保健、特殊人群的饮食方案、四季配餐、经典药膳、汤粥、茶饮、忌用食品等方面进行详细介绍，对高血压病患者的饮食进行全方位的科学指导。参加本书编写的人员有张尊环、邵礼晖、陈计华、季红、陈玉娟、崔荣光、张淑环、王婷、李哲、张利英、褚晓晗、潘建永、曹梦丽、赵凤、张猛、张春荣、陈继荣、夏冰、李晶、王裕娟、智云蛟、刘柳、张小磊、于新利。本书注重内容的针对性和方法的实用性，是高血压病患者自我保健的很好选择。健康人士同样可参考阅读。

编者

2015 年 9 月

目录

CONTENTS

**第四章
最经典的降压食疗膳食**

第五章
最有效的降压食疗粥羹与饮品

第一章

不可不知的高血压病基本常识

什么叫"血压"

物理学上有个学术名词，叫做压力，它是指物体所承受的与表面垂直的作用力。流体对其管壁也会产生压力。比如，用力吹气球，气球就会因为受到越来越多的空气的压力而膨胀起来，如果压力过大，超过了气球的承受极限，气球就会爆裂。顾名思义，血压就是人体内的血液作用于血管的压力。

人体内的血液存在于动脉、静脉、心脏等管腔中，这些组织器官共同组成了一个密闭的循环系统，而血液就在其中做循环运动，将氧气与营养物质运送到胃、肠、肝、胆等身体各处，满足生命活动的需要，同时，又把二氧化碳及代谢废物通过肺脏和肾脏排出体外，保证身体的健康。

血液运行的动力来源于心脏。心脏就像一个"泵"，靠着自己的收缩、舒张推动血液从左心室到达动脉系统，然后通过各级静脉系统、肺脏后重新回到心脏。所以血液对动脉、静脉、肺脏及心脏都有压力，而平常所说的血压主要是指动脉血压，即心脏排出血液的过程中对动脉血管壁的侧压力。

正常的血压应该是多少

血压指的是血液作用于血管的力，各级动脉、各级静脉和肺都有不同的压力，但是这些压力受多方面影响，处于不稳定状态，且不便于测量记录，因此血压一般就是指"上臂肱动脉的内压值"，也就是收缩压与舒张压。按世界卫生组织（WHO）的标准，收缩压小于 140 毫米汞柱且大于 90 毫米汞柱，舒张压小于 90 毫米汞柱且大于 60 毫米汞柱时，血压即为正常。

与血压有关的术语

临床医学与血压有关的名词有：正常血压、收缩压、舒张压、脉压、平均动脉压、理想血压、高血压、低血压、临界高血压等，还有血压的单位，即千帕或毫米汞柱。高血压后面会有详细介绍，这里简单说一下什么是收缩压与舒张压。收缩压是指心室收缩时，动脉受到的最大压力，也叫"高压"；舒张压是指心室舒张时，动脉承受的压力降至最低时的值，又叫做"低压"。

血压是如何产生和调节的

（1）血压的产生　血压是在心脏

的收缩、舒张运动中形成的。

当心脏收缩时，心室推动其内的血液进入主动脉。随着血液的增多，主动脉就会变得充盈起来，最终达到主动脉扩张的极限，这时候，主动脉承受的压力最大，此时的压力称之为"收缩压"。如果严格一点的话，应该称为"收缩期最大值"，因为，心脏收缩过程中，主动脉承受的压力是一个渐变的过程，从最小值逐渐上升到最大值，然后又渐渐下降，所以，收缩压实际上是心脏收缩过程中的一个最大值。

同样的道理，当心脏舒张时，主动脉内的压力降至最低时，即为舒张压。

（2）血压的调节　血压的高低主要决定于心脏血容量及外周血管的阻力。血容量和外周阻力又受神经因素和体液因素的影响。神经因素包括交感神经及副交感神经，例如，精神紧张的时候，交感神经系统兴奋性增强，就会引起心脑血管及全身末梢血管的收缩，从而使外周血管阻力增加，使血压上升；当你休息充足的时候，全身处于一种放松状态，外周血管也会变得舒张起来，因而也就减少了阻力，从而使血压下降。

体液因素主要是指激素，包括肾上腺素、去甲肾上腺素、甲状腺素、血管加压素及血管紧张素Ⅱ等。例如，肾上腺素可以加强心肌的收缩力，使心脏兴奋性增强，心输出量也就随之增大，从而升高血压，所以肾上腺素也是临床上作用迅速而有效的强心药。

为何血压会上升或下降呢

血压是由于血液的循环运动而形成的，其本身就处于一种不稳定的状态。此外，它还受多种因素的影响，任何一种因素的变化都可能导致血压的上升和下降，比如剧烈运动、过度紧张等，甚至饱食后也会使血压稍微上升。但是人体的血压应该始终保持在一个相对正常的范围内，否则太高或太低都会对身体产生不良影响。

人体是一个有机的整体，有自己完整的一套调节系统，能够保证血压的平衡状态，使它既不会上升得太高、太快，伤害心血管系统，又不会降得太低，影响人体的正常生命活动。例如，当血压下降时，人的尿量就会减少，从而保存了体液。部分体液进入循环系统，增加了血流量及心脏的排出量，使血压上升，保证了生命的正常运行。所以血压可以在一定范围内有上升、有下降，只有保证了机体的协调与平衡，人才能更健康地生活。

脉搏和血压有关系吗

脉搏是指动脉随着心脏有规律地收缩和舒张，出现的相应的扩张和回缩，在手腕、脖颈等处能感受到搏动；而血压主要指血液对动脉的压力，从本质上来讲，两者并没有什么太大的联系。

有的人可能会认为，脉搏与血压是正相关的关系，最直接的证明就是大部分人在运动之后，脉搏与血压都会上升。其实这只是一个表面现象，因为运动需要消耗大量的氧气，来满足机体的有氧运动，而血液又恰好是运输氧气的载体，所以，心脏加快收缩，增加血液输出量，以满足机体的需要，这时候，脉搏就加快了。血液输出量增多，血压自然也会升高。

然而，不是每次脉搏加快，血压都会上升。比如说，洗澡的时候，脉搏跳动很快，可是如果你测一下血压，就会发现血压一点也不高，甚至还会有所降低。这是因为大量出汗，导致血流量减少，加上末梢血管扩张，外周阻力降低，从而引起的低血压。所以洗完澡后，应该多喝水。

平常注意观察的话就会发现，脉搏快的人血压不一定高，同样，血压高的人脉搏也不一定就快。因此，脉搏与血压没有明确的对应关系。

气温的变化会影响血压吗

一般来说，天气寒冷时，血压会升高。因为，温度低的时候，交感神经兴奋，身体的毛细血管就会收缩，外周阻力增大，同时，心跳加快，心血输出量增多，两者共同作用，使血压升高。研究表明，平时血压越高的人受到寒冷刺激时，血压上升得越快、越高，而高血压病患者的收缩压甚至会上升 50～60 毫米汞柱。因此，高血压病患者一定要注意保暖，血压偏高的人也应该尽量避免寒凉刺激，比如冬天吃冷饮等。

血压会因季节而变动吗

在外界环境相同的情况下，人体的血压一般是不会发生变化的。但是冬天外界气温急剧降低，人体的肾上腺素分泌增加，加强了心肌收缩力，同时体表血管收缩，减少水分的蒸发以维持体温，使得外周血管阻力增加，而血流量不变，所以，人体的血压就会普遍升高。

夏天气温高，皮肤血管扩张，以大量出汗的方式降低体温，不仅使外周阻力减少，还减少了血流量，所以，血压就会下降。

因此，人体的血压会随季节的变化而发生变动，春夏稍低，秋冬增高。这就要求高血压病患者必须在不同的季节加减自己的降压药，具体的调整量还应该仔细询问自己的经治医师。

血压与精神因素有关系吗

有关资料表明，长期处于精神紧张状态的人得高血压病的概率比没有精神紧张状态的人要高许多；有过精神创伤、睡眠不好的人患高血压病的概率也很高。这是因为精神高度紧张与过度疲劳会刺激人体的血管收缩中枢，使全身的血管收缩，使血压升高。

日常生活中，经常见到高血压病患者由于某些突发事件，血压急剧升高，甚至出现脑卒中（脑中风）等严重的后果。所以，血压高的人一定要注意调整好自己的心态，避免精神过度紧张、激动，以免造成无可挽回的局面。

血压会随着年龄的增长而变化吗

正常成年人的血压有一个波动范围，也就是世界卫生组织规定的关于血压的基准值，只要不超过这个范围，就称之为正常血压。但是随着年龄的增长，人体的血管弹性就会下降，导致外周循环阻力的普遍上升，因此，血压也就有所上升。例如，青年人的血压在 120/80 毫米汞柱就是正常；中年人的血压在 130/90 毫米汞柱也是正常；到了老年，即使血压在 140/90 毫米汞柱，只要没有症状，没有并发症，也可以说是正常的。但是，如果一个年轻人的血压为 130/90 毫米汞柱，那就应该好好查一下原因了。

血压会随着年龄的增长而有所升高，而且，血压越高，对人体的影响也越大，各种并发症的发生概率也会越高，甚至会缩短人的寿命。因此，老年人应该加强对高血压的认识，深化自己的保健意识，做到及早预防、及早发现、及早治疗。

什么是高血压

血压有一个正常波动范围，只要高于这个范围的最高值，就可以称之为高血压。因此，高血压是指人体在静息状态时，收缩压大于或等于 140 毫米汞柱，伴或不伴有舒张压大于或等于 90 毫米汞柱。患有高血压病的人常伴有体内的脂肪和糖代谢紊乱，引起糖尿病等，继而并发心、脑、肾及视网膜等重要脏器的器质性或功能性改变，如心肌肥厚、肾功能不全、眼底动脉硬化等。

高血压病是很普遍的疾病吗

随着生活水平的日益提高，人们的饮食也变得丰富多彩，但是高脂肪、高热量的饮食却引发了许多高发病率的"富贵病"，高血压病就是其中之一。

随着年龄的增长，高血压病的发病率也越来越高，尤其是中老年人。研究表明，成年人的患病率为34%，50岁以上约为50%，60岁以上则高达60%。

为什么会得高血压病

高血压病的具体形成原因，医学上目前还没有明确的结论。总的来说，高血压病可以分为两种，原发性高血压和继发性高血压。原发性高血压是指那些找不到确切原因的高血压，占高血压病患者总数的95%；继发性高血压是指由于某些疾病所导致的高血压，如糖尿病、妊娠等，只要原发疾病治愈了，高血压就会慢慢消失。

除此之外，人们认为以下因素会形成高血压：首先是遗传因素，父母患有高血压病的家庭，子女患高血压病的概率很高；其次就是环境因素，包括饮食、精神刺激等；最后则是人的自身体重、服用某些药物等。

如何判定高血压

诊断高血压的最简单明了的标准就是血压值的高低。由于血压受多种因素影响，具有波动性，因此必须采用非同日的多次测量法，即连续测量两天或两天以上，才能明确地判断血压的增高是否为持续性。需要注意的是，测量的环境必须保持安静，且温度适当，不宜过冷；测量之前，患者应该忌烟酒，避免剧烈运动，不吃辣椒、不喝茶等可以提高兴奋性的食物；静坐休息10分钟后再测量血压。

高血压病的初期症状有哪些

高血压病的早期症状因人而异，大部分人没有症状或症状不明显，在体检或检查其他疾病需要测血压的时候才被发现，只有极少数人在早期就表现出明显的症状。

高血压病的常见症状有头痛（以枕后疼痛为主）、阵发性眩晕、烦躁胸闷、心悸失眠、肢体麻木等。所以，当出现没有原因的头痛、头晕等症状时，一定要考虑一下是否得了高血压病，及时测量血压，以免耽误疾病的诊断与治疗。

高血压病的表现症状和危害有哪些

高血压病除了头痛、头晕、心悸、失眠、耳鸣等早期表现外，随着病情的发展，全身的小动脉痉挛，脂质沉着，引起血管壁硬化，可造成心、脑、肾等重要器官组织的病理改变，由于每个脏器的损害和代偿功能不同，还会引起各自不同的临床症状。

血压长期增高，会使心脏代偿性增大，出现心功能不全；肾小动脉硬化，使肾功能减退，可出现多尿、夜尿、管型尿及蛋白尿，甚至氮质血症和尿毒症等；脑血管痉挛，可使脑组织缺血、缺氧，出现肢体麻木、偏瘫、失语等症状；此外，还能使神经盘水肿，影响视力。当血管持续痉挛，可引起全身各组织器官缺血，出现高血压危象，血压急剧升高，伴剧烈头痛、头晕、视力障碍，甚至昏迷、抽搐。所以高血压病患者平时一定要对自己的疾病给予足够重视。

高血压病可以预防吗

中国传统医学的最高境界是"治未病"，也就是说在疾病到来之前把能致病的因素消除掉，这样自然就不会得病了。对于高血压病来说，这句话尤为重要。因为预防高血压胜于治疗，如果预防做得好，甚至可以避免得高血压病。

人到了三四十岁，就应该定期测量血压。如果家族里有高血压病史，从年轻的时候就该加强重视与监测，以此做到早发现、早治疗。

另外，平常应该控制自己的体重，有关研究发现，肥胖者更容易得高血压病；还要限制高脂肪、高热量食物的摄入，多吃蔬菜、水果、鱼类等。流行病学调查证实，食盐过多也会导致高血压，所以一定要保持低盐饮食。最后，还应该戒除烟酒。

高血压病能否治疗

高血压病的危险是长期血压偏高引起的各种并发症，所以控制好自己的血压很重要。血压如果不是很高的话，可以不用药物，只要养成良好的生活习惯和饮食习惯，就可以控制自己的血压。

首先要保证睡眠的时间与质量，同时参加一些在自己能力范围之内的体育锻炼或简单的劳动，做到劳逸结合；然后，控制自己的饮食，以低盐为主，避免高胆固醇、高脂肪的摄入，多食用一些具有降压、利尿作用的蔬菜、水果等。肥胖者要适当减轻体重，还要戒掉烟酒。

同时，应保持良好的心态，避免精神过度紧张。如果情绪太激动，可以服用少量镇静药。

高血压病的诊断和分级

高血压病的诊断标准是：在同一上臂测量血压，连续两天或两天以上，如果每次血压都大于或等于140/90毫米汞柱，即收缩压大于或等于140毫米汞柱，或舒张压大于或等于90毫米汞柱，即为高血压。

高血压病的分级如表1-1所示。

高血压病的常规检查

高血压病患者的常规检查包括血常规、尿常规、血液生化检查、心电图检查、眼底检查等。除此之外，有条件的患者还可以做进一步的检查，如动态血压24小时监测、X线胸片、超声心动图检查、心脏彩色多普勒及血管多普勒超声等。

高血压病如何用药物治疗

不同高血压病患者的病情不同，选择的药物也不一样，不是所有的患者都适合服用同一种降压药。服用降压药也要讲究原则，下面简单介绍一下。

原发性高血压病患者选择降压药物时，首先，宜选用作用温和、持久、副作用少、简单而方便的口服药作为基础降压药，再根据疾病的发展程度加用其他降压药物；其次，药物的服用应从小剂量开始，血压下降后，用最小的维持量巩固疗效，而且对降压药的副作用应该了然于胸，以免引发意外；降压药联合服用，可以减少副作用；降压不宜太快，否则容易导致器官供血不足，发生危险。

表1-1　高血压病的分级

级别 类别	理想血压	正常血压	正常高值	高血压	1级高血压 （"轻度"）	2级高血压 （"中度"）	3级高血压 （"重度"）
收缩压/毫米汞柱	<120	120～129	130～139	≥140	140～159	160～179	≥180
舒张压/毫米汞柱	<80	80～84	85～89	≥90	90～99	100～109	≥110

降血压的药物有哪些

见表 1-2。

降压药会有哪些副作用

见表 1-3。

常常忘记吃药怎么办

吃药对于高血压病患者来说是非常重要的，控制血压需要按时、按量地服用药物，如果忘了吃药，血压突然升高是有危险的。下面的办法或许可以让你避免忘记吃药：

① 在自己家里显而易见的地方贴一些小纸条，可以做成彩色的，上面写着提醒自己的话语，如"宝贝，该吃药了哦"等。

② 把自己一天该吃的药提前分好，用不同颜色的盒子装起来，放在自己很容易看到的地方，例如：红色是早上的药，绿色是中午的，紫色是晚上的。时间长了，每当你看到这些亮丽的颜色的时候，就会想起自己该吃药了，从而也避免了重复吃药。

③ 家里有定时器的话，最好也利用上它，忙得不可开交的时候，让它来提醒你。

表 1-2　降血压的药物

药物名称	药理作用	适应证
利尿降压药	通过排钠利尿作用,减少体液	充血性心力衰竭、肾功能不全、单纯收缩期高血压,心肌梗死后、老年高血压病患者
β受体阻断药	阻断去甲肾上腺素,使血管舒张	心绞痛、心肌梗死后、充血性心力衰竭、心动过速、妊娠
血管紧张素转换酶抑制药（ACEⅠ）	阻断血管紧张素Ⅱ的生成	充血性心力衰竭、非糖尿病肾病、心肌梗死后、1型糖尿病
血管紧张素受体拮抗药	阻碍血管紧张素Ⅱ与受体的结合	2型糖尿病肾病、左心室肥厚
钙离子拮抗药	松弛血管,降低阻力	心绞痛、颈动脉粥样硬化、室上性心动过速
α受体阻断药	降低肾上腺素及去甲肾上腺素的作用	前列腺增生、高脂血症

表 1-3　降压药的副作用

药物名称	副作用
利尿降压药	尿频、低钾血症、眩晕
α受体阻断药	眩晕、头痛、恶心、软弱
钙离子拮抗药	便秘、心悸、水肿、牙龈肿大
血管紧张素受体拮抗药	不常见,如鼻塞、消化不良、眩晕、腹泻
血管紧张素转换酶抑制药	干咳、食欲减退、皮疹
β受体阻断药	肝肾功能不全的患者慎用;其他副作用有手冷、失眠、阳痿、精力衰退等

④ 让别人也记得你需要吃药，到时间了，他们自然会提醒你。

高血压与饮食营养

形成高血压的原因除了遗传因素外，最重要的就是饮食，长期不良的饮食习惯会加速血管的硬化，从而使血压升高。高血压病患者初期可以通过改变饮食习惯控制自己的血压。所以饮食营养对于高血压病患者来说非常重要，如果养成良好的饮食习惯，不但可以控制血压，还能大大减少并发症的发生，从而提高自己的生活质量，甚至延长生命。

第二章

高血压病患者一定要遵守的饮食原则

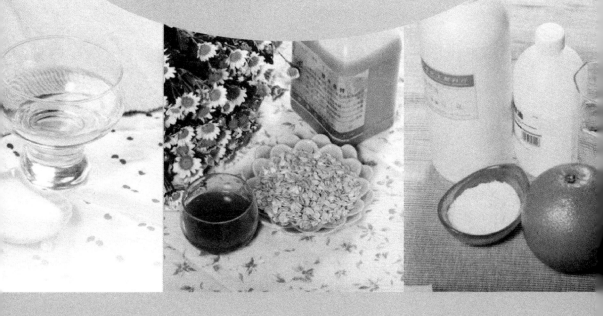

"镇压"之宝：控制热量和体重

有关资料表明，肥胖者患高血压病的概率比正常人高很多。这是因为肥胖者大多喜欢高脂肪、高胆固醇的食物，而这些食物容易导致动脉粥样硬化和冠心病，使血管阻力增大，形成高血压。应该将体重控制在标准体重的范围内。临床发现，通过控制热量使体重下降的患者，血压也会有不同程度的下降。

合理安排饮食

高血压病患者必须合理安排自己的饮食，而良好的饮食习惯需要注意以下几个方面：

① 低盐饮食。盐是形成高血压的重要因素，它能使体液潴留，从而加大循环血量，增加心脏负荷，升高血压。所以，高血压病患者必须少吃盐，每天的食盐量最好不超过5克。

② 减少脂肪、胆固醇的摄入。胆固醇是导致血管动脉粥样硬化的罪魁祸首，而血管硬化又是形成高血压的重要因素，肥胖者易患高血压也是因为如此。所以，高血压病患者应该降低脂肪与胆固醇的摄入量，不但能控制血压，还能大大减少并发症（如心功能不全、眼底动脉硬化）的发生率。

③ 适当食用蛋白质含量高的食物。蛋白质种类多，营养丰富，既能满足人体营养所需，又能减少高血压及其并发症的发生。但不能没有目的地多吃，过多的蛋白质在人体内会转化为脂肪。

④ 忌暴饮暴食，多吃维生素，最好戒除烟酒。

每日补充维生素C

维生素C又叫做抗坏血酸，能提高人体免疫力、预防感冒、保护牙齿和牙龈等，这是众所周知的。对于高血压病患者来说，维生素C能加速胆固醇的排泄，避免胆固醇在血管内沉积，减少动脉粥样硬化的形成，甚至能溶解已沉积的粥样斑块。因此，高血压病患者应该多吃维生素C，满足人体的每日需求量。

每餐只吃"八分饱"

凡事有度，吃饭也是如此，俗话说："病需七分养，饭要八分饱"，意思就是说，吃饭的时候不能吃得太饱，吃到"八分"就可以了。吃得过多，会加重胃肠的负担，若消化液分泌不足，容易导致消化不良。而且，饱食后，为了消化大量的食物，人体的大部分血液就会聚集在胃肠，从而减少了心、脑、肾等重要脏器的血液供应，出现疲乏无力、头脑不清等症状。长期饱食，摄入的营养物质除了满足机体所需外，就会转化为脂肪，这对高血压病患者是非常不利的。

清晨空腹一杯温开水

经过了一夜的睡眠与禁食，胃肠道已排空，人体也丢失了许多水分，这时候喝一杯温开水，能很快被吸收。开水中含有的钙、镁等金属离子就很容易到达机体内部，这些离子都有预防心血管疾病的作用，对高血压病患者是非常有益的。水分进入血管后可稀释血液，促进新陈代谢，帮助人体迅速恢复最佳状态。胃肠道中的水分还能加强胃肠蠕动，减少毒素的堆积与吸收，有很好的保健作用。

少吃洋快餐

洋快餐包括汉堡包、炸薯条、炸鸡块等，这类食物在营养学家眼里，被视为"能量炸弹"和"垃圾食品"。瑞典国家安全管理局最新研究成果表明，炸薯条、汉堡包等快餐食品会诱发肿瘤；美国药品与食品管理局的调查也发现，这些食品中的致癌物质含量很高。洋快餐还具有高脂肪、高热量、高蛋白质的特点，且维生素、矿物质、膳食纤维的含量很低，非常不适合高血压病患者食用。因此，高血压病患者应该尽量少吃洋快餐，最好别吃。

多食低糖水果

糖是三大营养素之一，人体的热能主要是由糖来提供的。高血压病患者首先需要做的就是减少热量的吸收、降低体重，而糖是人体增重的重要原因之一。摄入糖太多，容易引起血脂升高，使血液黏稠度增高，进而加剧粥样斑块的形成，导致动脉硬化，还容易形成冠心病、糖尿病、脑卒中等，所以，高血压病患者适合食用含糖量低的食物。

注意摄入适量的蛋白质

蛋白质是人体生命活动的物质基础，可以说，没有蛋白质就没有生命。

近代研究发现，蛋白质还能降低血压，但具体原理不甚明确，可能与蛋白质能保持血管弹性，促进水钠的排泄有关。高血压病患者应该适当选择一些优质蛋白，可以荤素搭配、粗粮细作等。

需要注意的是，蛋白质的摄入不能过量，因为蛋白质在代谢过程中，会生成胺类，这类物质具有升压作用，如果肾脏不能完全排除的话，就有可能使高血压病患者的血压更高。

吃素对高血压有帮助

素食指只食用植物性的食物，包括蔬菜、水果及五谷类。权威机构研究表明，蔬菜和水果可以养颜美容、净化血液，减少脂类物质的堆积沉淀，对心血管疾病的患者有很好的保健作用，降低心血管并发症的发生率。蔬菜、水果还含有多种维生素、矿物质及膳食纤维，尤其是维生素C，只有从蔬菜水果中才能摄取到满足机体的充足的量。另外，膳食纤维能促进毒素的排除，减少其吸收，维持机体健康。

拒绝肉食不可取

有些人为了减少脂肪及胆固醇的摄入，变成了素食主义者。素食虽好，但是如果只吃素的话，也会引发多种疾病，例如免疫力下降，还会导

致女性雌激素水平降低，加剧更年期症状。素食中锌、铁、钙、碘等矿物质元素的含量比较少，长期拒绝吃肉，容易得贫血、骨质疏松等症，而肉食中恰好含有这些物质，能弥补素食所造成的营养素不均衡。

长期素食，还会使血液中"高半胱氨酸"的成分增加，肉类摄入不足，又会使高密度脂蛋白在血液中的水平降低，这将增加心血管疾病的发病率。所以，高血压病患者应该荤素搭配，均衡营养，才能更好地保障生命的质量。

高血压病患者宜吃鱼

高血压病患者适宜食用含低胆固醇的食物，而鱼就是一个不错的选择。胆固醇分为两种，低密度脂蛋白胆固醇和高密度脂蛋白胆固醇。前者能促进动脉粥样硬化的形成，引发各种心血管疾病；后者可以保护心血管，减少疾病的发生。而鱼类中含有大量的高密度脂蛋白胆固醇，可降低血液黏度，促进血液循环。鱼肉含有的赖氨酸、牛磺酸等优质氨基酸，能保护血管弹性，丰富的钾和钙，可有效降低血压，对心血管功能特别有利。因此，条件允许的话，高血压病患者可以多食用一些鱼类，一般以每

周 2～3 次最为适宜。

喝牛奶，平血压

牛奶含有人体所需的 8 种必需氨基酸，营养价值非常高，还有钙、镁、锌、钾等多种矿物质和胆碱，其中的钙与胆碱能减少胆固醇的吸收，促进其排泄。与其他食物相比，牛奶中含胆固醇很低。牛奶中含有乳清酸等化合物，可以抑制胆固醇的合成，加速脂肪代谢；牛奶中的丰富蛋白质对血管弹性有很好的保护作用，从而延缓动脉硬化。总的来说，牛奶具有降低人体血压的疗效，所以，高血压病患者可以经常喝一些牛奶。

高血压病患者忌饮咖啡

咖啡与茶、可可，被称为世界三大饮料。随着社会的不断发展，越来越多的人开始天天饮用咖啡，以振奋自己的精神，提高工作效率。咖啡中含有茶碱、可可碱、咖啡因等生物活性物质，能兴奋中枢神经，使血管收缩，升高人体血压。高血压病患者，食用咖啡后，只会加重自己的病情，使血压上升，甚至发生生命危险。所以，血压高的人忌喝咖啡。

高血压病患者要限酒

很多高血压病患者有一个特别明显的特征，尤其是男性朋友，那就是啤酒肚，这是长期大量饮酒造成的，也是形成高血压的"帮凶"。易引起动脉粥样硬化。但是，并非所有的酒都会升高血压，比如红葡萄酒，有抑制血小板聚集、抗氧化的功效，可以维持血管弹性，保持血流通畅，减少心脏病的发病率，比较适宜高血压病患者，不过每天不宜超过 50 毫升。

要限制钠的摄入

俗话说，人生在世七件事，柴米油盐酱醋茶。可见，盐在人们日常生活中占有重要地位，一个人如果长期不吃盐，就会疲乏无力、恶心、眩晕等。但是，最新研究表明，食盐过多，可以导致人体水分潴留，从而使血容量增多，加重心脏负担，升高血压。

高血压病患者需要的是低钠饮食，所以必须限制盐的摄入，培养良好的饮食习惯，才能从根本上预防和治疗高血压，减少各种并发症。

低钠盐对高血压的好处

对于高血压病患者而言，低钠盐

是个很好的选择,可以说,低钠盐就是专门为高血压病、心脏病患者量身订制的。低钠盐只含有60%～70%的氯化钠,其他成分被氯化钾、氯化镁及碘代替。在咸度不变的情况下,不但减少了钠的摄入,还增加了钾、镁等离子的吸收。钾、镁具有保护血管壁,降低血压的功效。所以,低钠盐不但不会升高血压,还会使异常升高的血压下降。不过,千万不要因为低钠盐含钠量少,就加大食用量,否则就失去了使用低钠盐的意义。

需要特别注意的是,低钠盐是用钾代替了钠,食用过量,容易使人心律失常。肾脏病患者不宜用低钠盐,容易造成高钾血症,如果合并有高血压时,应该在专业医师指导下食用。甲状腺功能亢进症患者禁用。

味精、鸡精少用点

味精是一种调味品,鸡精属于味精的一种,两者的主要成分均为谷氨酸钠,溶于水或溶液时,能马上电离为自由钠离子和谷氨酸盐离子,除此之外,鸡精中还含有10%的食盐,吃盐过多是导致高血压的一个因素,高血压病患者必须低盐饮食。所以,味精和鸡精对于高血压病患者来说是应当限制用量的。另外,如果烹饪方法不对的话,味精还会转变为焦谷氨酸钠,这种物质具有致癌性,严重威胁人体健康。因此,建议大家少用味精和鸡精,尤其是高血压病患者,最好别用。

吃醋,健康饮食的黄金法则

醋也是我们日常生活不可缺少的一种调味品,能稳定人体内环境、调节酸碱平衡、帮助消化,还可以杀菌消炎、美容养颜、抗衰老。人们常说"少盐多醋",就是利用醋来改善菜肴的味道,以减少食盐的用量,从而达到降低高血压病、动脉硬化等心血管疾病发病率的目的。此外,醋能增加人体对钙、镁、钾的吸收,软化血管,维持血管的弹性,防止其老化。但是,吃醋也要适量,食用太多会损坏胃黏膜。胃溃疡、胃酸分泌多的人不宜多吃,老年人也要少用。

补钙降压,一举两得

人体内含量最多的金属元素就是钙,它是组成人体骨骼和牙齿的主要矿物质,缺少钙,最常见的病变就是骨质疏松,还有手足搐搦症等。人们也许不知道,缺钙还可引起血压升高，形成高血压。

钙能维持血管平滑肌的正常收缩与舒张，当缺钙时，平滑肌细胞持续痉挛，引起血管收缩，血管阻力增大，使血压上升。钙严重缺乏时，还会损伤血管内壁，加剧脂质的沉积，造成动脉粥样硬化、血管壁弹性降低，又促进血压继续上升。如果钙质充足，不但可以保护血管壁，还有降低血液中胆固醇的功效。高血压病患者应该及时补充钙，尤其是老年患者，在预防骨质疏松的同时，还能降低血压，可谓一举两得。

钾和血压的关系

钾也是维持人体正常生命活动的主要元素之一，它与钠共同调节机体的水液平衡，当钾不足的时候，钠会在细胞内潴留更多水分，使体液增多，加重心脏负担。摄入充足的钾，就可以扩张动脉血管，降低外周血管阻力，还能促进水钠排泄，减轻心脏的负担，从而起到降低机体血压的作用。所以，高血压病患者可以适当地多吃一些含钾量高的蔬菜和水果，如香蕉、葡萄、菠菜、山药等。但是患有肾脏疾病的人慎用，以免导致血钾过高。

镁和血压的关系

镁是人体内许多酶系统的激活剂，在体内含量很高。有研究表明，镁也可以降低机体的血压水平。镁不但能提高体内高密度脂蛋白胆固醇的水平，减少三酰甘油及低密度脂蛋白胆固醇的含量，预防动脉粥样硬化的发生；还能保护血管的弹性，降低血管紧张度，从而起到降压作用。当机体缺少镁离子时，血管弹性下降，同时，血管收缩，增加了外周血管阻力，使血压升高。因此，血压高的人可以多吃含镁高的食物，如小米、玉米、黑豆、豆腐等，尤其是紫菜，在所有饮食中含镁量最高。

高血压病患者饮食禁忌

高血压病患者不宜多食用下面几类食物。

① 食盐及过咸的食品。高血压病患者应该尽量选择低钠盐，不吃腌渍的食物，如咸菜、腌肉、泥螺等。

② 高脂肪、高胆固醇食品。如肥肉、羊腿、猪肝、蟹黄、鸭蛋、奶油、巧克力、油炸食品等。

③ 刺激性食品。如咖啡、茶、辣椒、胡椒等。

④ 戒除烟酒。

不得已要到外面吃饭时的注意事项

生活节奏越来越快，人们在外吃饭的概率也越来越高，面对色彩缤纷的各类美食，高血压病患者一定要管住自己的嘴，下面提供几条建议，希望对你有所帮助。

① 多选择蔬菜、水果、鱼类为主的菜，最好不用酱汁，可用柠檬等水果汁代替。

② 不宜食用含有大量的盐和油脂的食物。

③ 主食可以选择全麦面包或米饭，如果实在不感兴趣的话，尽量选择不太油腻的食物，千万不要选择油炸的主食。

④ 甜点就选择水果好了。

⑤ 不要饮酒，避免不了的时候可以喝少量红葡萄酒。

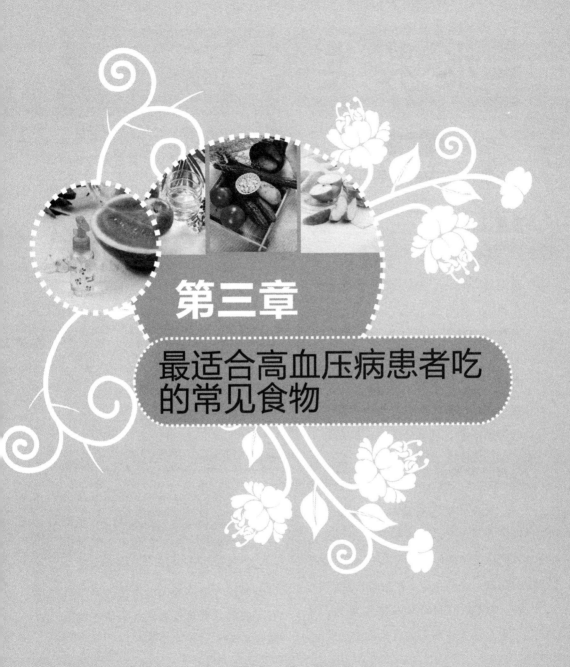

第三章

最适合高血压病患者吃的常见食物

水果类

香蕉
维持体内的钠钾平衡

■□ 小常识

香蕉性寒味甘，属于芭蕉科，果实供人们食用，主要分布于热带地区。在我国，香蕉的主要产区集中于南部亚热带及热带地区，如四川、贵州、云南、广东、广西、台湾、福建等地，尤以广东、台湾两地产量最高。因其含有大量的钾，能够有效地调节人体内钾钠平衡，具有降低血压的功效。

■□ 香蕉的营养价值

香蕉淀粉含量较大，可以应急充饥。香蕉还可以缓解抑郁症并因此被人们称为"快乐水果"。香蕉具有益智的功效。香蕉含有丰富的蛋白质、磷、钾、糖类、膳食纤维及维生素 A、维生素 C 等人体所需的营养物质。

■□ 香蕉与高血压

中医认为，香蕉性质偏寒，味道甘美，具有清热、促消化的功用。因

其含有丰富的钾元素，可以有效地维持人体内钾钠的平衡，促进细胞和组织的生长与更新，具有良好的降压功效。每天食用 2 根香蕉可以有效降低血压。

温馨提示

因为香蕉属于寒性水果，所以体质虚寒者不宜食用。另外，香蕉不宜空腹大量食用。

苹果
降低血压

■□ 小常识

苹果属于凉性水果，味道酸甜可口，属蔷薇科。我国的大部分地区都有苹果的种植，但主要集中于渤海湾地区、黄土高原地区、黄河故道地区以及西南冷凉高地四大产区。苹果具有很高的营养价值和医疗价值，可以降低血压、预防感冒等。

■□ 苹果的营养价值

苹果是一种老少皆宜的水果，具有润肺止咳、润肠通便、养心益气、

解暑醒酒的功效。苹果中含有丰富的维生素C，能够保护心血管，预防心脏病的发生。苹果含有的天然抗氧化物，如黄酮、多酚等可以有效预防铅中毒，降低肺癌的发生率。苹果中还含有丰富的膳食纤维，可以促进消化，对保持身体健康有较好的功效。

■□ 苹果与高血压

苹果被誉为"全方位的健康水果"。它含有的铬、锰、硫、镁、锌、钾、铜、铁等微量元素以及苹果胶质，可以有效保持人体内血糖水平稳定、降低胆固醇，具有良好的降压功效。

温馨提示

不要在饭后吃苹果，在食用苹果时应尽量细细咀嚼，以利于消化。另外，苹果中含有大量的糖类和钾盐，糖尿病和肾病患者不宜多食；苹果中含有的果酸会对牙齿造成腐蚀，建议牙齿不好的人要少食。

梨
降低血压、养阴清热

■□ 小常识

梨性质偏寒，味道微酸，果肉酥脆，多汁爽口。梨具有养阴清热、润肺化痰、止咳清心的功效。其种类也很多，例如赵州雪花梨，含有多种矿物质、蛋白质和有机酸及维生素，古有"大如拳，甜如蜜，脆如菱"之说；孟津梨有"洛阳金橘"之美誉。贾思勰在《齐民要术》中就有这样的描述："洛阳北邙，有张公夏梨，味甚甘，海内唯有一树"。足见其珍贵之至。

■□ 梨的营养价值

梨被认为是"百果之宗"，具有"天然矿泉水"的美誉。梨中含有的各种营养成分，如果胶、苷类及鞣酸等，很容易被人体吸收，丰富的维生素可以保护肝脏，增进食欲，鞣酸具有祛痰止咳的功用，可以养护咽喉。梨还具有润肺生津的作用，是日常食用的首选佳品。

■□ 梨与高血压

梨中的B族维生素能够增强心功能，具有保护心脏，降低血压的功效。高血压病患者可以经常食用。

温馨提示

梨性属寒凉，因此体质虚寒、胃寒者、脾胃虚弱的人最好不要食用生梨。梨还具有利尿作用，因此要尽量避免在晚上睡前吃梨。

猕猴桃
"水果之王，阻止血栓形成"

■□ 小常识

猕猴桃又叫中华猕猴桃，属于寒性水果，味道酸甜可口。李时珍在《本草纲目》中记载："其形如梨，其色如桃，而猕猴喜食，故有诸名。"所以又有人将其称之为阳桃、狐狸桃、毛梨子、毛木果、奇异果等。属于落叶藤本植物。猕猴桃因其营养丰富，故有"水果之王"的美称。猕猴桃在我国长江以南大部分地区均有分布，产量较大的地区主要集中于秦岭、淮河一线及云贵高原地区。具有生津解热、润燥除烦、调理中气的功效。

■□ 猕猴桃的营养价值

猕猴桃果肉鲜美，酸甜可口，清香宜人，含有人体所需的多种营养物质，如钙、维生素C、维生素E等，因其维生素C的含量较高被称为"维C之王"。猕猴桃同时还含有大量的叶酸、氨基酸及膳食纤维等，非常适合孕妇等需要补充较多营养的人群食用。猕猴桃可防治动脉硬化、抑制胆固醇、延缓衰老等。

■□ 猕猴桃与高血压

因为猕猴桃含有丰富的营养元素，如精氨酸等，可以有效地改善血液状况，阻止血栓的形成，对降低高血压、降低血液内胆固醇含量、防治动脉硬化等心脑血管疾病有效。

温馨提示

因猕猴桃性属寒凉，脾胃虚弱者不宜多食，经期妇女不宜食用。另外，谨防儿童食用猕猴桃后发生过敏反应。

西瓜
利尿降压，首选西瓜

■□ 小常识

西瓜，性属寒凉，味道甘美可口，瓤多汁又叫寒瓜、夏瓜、水瓜。西瓜属于芦科草本植物。汉朝时由西域传入国内。现在广布于全国各地。南方以一年四季均有产出的海南省为主要产区，北方以山东省西北部为主要产地。西瓜具有清热止渴、生津解暑、润肺止咳、利尿除烦的功效。

■□ 西瓜的营养价值

西瓜含有人体所需的多种维生素

和矿物质,可谓是全身是宝。西瓜瓤味美多汁,清凉可口,是炎热的盛夏不可多得的解暑佳品;西瓜皮可以炒着吃、腌菜;西瓜子可以榨油、入药等。西瓜含有丰富的胡萝卜素、钾、钙、糖类等。还有维生素A、维生素C及番茄素、苹果酸、氨基酸等成分,是夏季的首选水果。

■□ 西瓜与高血压

西瓜素有"瓜中之王"之称。富含多种维生素及大量的钾和果酸,能够调节体内的营养平衡,可有效降低血压、调节胆固醇含量、减少胆固醇沉积软化并扩张血管、抑制心脑血管疾病的发生。

温馨提示

西瓜性寒,建议脾胃虚寒者及孕产妇、经期妇女不要食用。

柿子
全身是宝

■□ 小常识

柿子性属寒凉,味道甜美可口,有的微涩,又叫猴果、朱果、红柿、香柿、懒柿子等。柿科,属于高大的落叶乔木。柿子原产于我国,现今在我国大部分地区均有种植,如华北、西北等地。具有清热化痰、润肺去燥、健脾生津的功效。

■□ 柿子的营养价值

柿子的营养价值极高,含有人体所需的多种营养物质,如糖类、蛋白质、维生素、胡萝卜素以及钙、铁、碘、磷等多种微量元素。柿子还含有水溶性的膳食纤维——果胶,因其很容易被人体吸收,所以柿子的润肠通便作用很明显。李时珍在《本草纲目》这样写道:"柿乃脾、肺、血分之果也。其味甘而气平,性涩而能收,故有健脾涩肠,治嗽止血之功。"

■□ 柿子与高血压

柿子的果实属寒性,而柿子蒂性质平和,味道干涩。是预防及治疗高血压的天然保健品。柿子除了果实及柿蒂外,柿子叶也是降低血压、止咳化痰、增加动脉血流量的良药。例如,将处理好的柿饼切成小块,加入清水置锅内蒸,直到柿饼发软后即可食用(在蒸的过程中可根据个人口味适量地加入冰糖)。这一良方对治疗高血压、止血及慢性支气管炎有很好的功效。

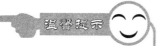

温馨提示

因为柿子中含有丰富的果胶及鞣酸，而柿子中的鞣酸大多集中在柿子皮。当空腹食用柿子时，果胶及鞣酸会在胃酸的作用下形成人体消化系统不能吸收的胃石，时间长久会导致腹部疼痛，影响人体健康。因此切忌空腹食用柿子，尽量将柿皮去除后食用。另外，因为柿子属于寒凉食物，中医认为不能与含有高蛋白的食物同时食用。柿子中的鞣酸容易与人体中的铁离子发生化学反应，导致人体对铁离子的吸收能力下降，因此柿子不适合于缺铁性贫血的患者食用。

葡萄
降压补血

■□ 小常识

葡萄性质平和，味道甘美，酸甜可口。葡萄属于葡萄科落叶藤本植物。欧洲、西亚、北非一带是葡萄的发源地，传说汉代张骞从西域带回而传入我国。目前，葡萄在我国有广泛的种植，大部分集中于长江流域以北地区，例如山东、河北、山西、甘肃一代，尤以新疆的葡萄及葡萄干最为有名。具有益气补血、利尿生津、补充血糖的功效。

■□ 葡萄的营养价值

葡萄含有丰富的葡萄糖。而葡萄糖是维持人体正常新陈代谢并能够直接被人体吸收的营养成分。葡萄因其含有丰富的葡萄糖而具有补充血糖的功效。葡萄还含有多种氨基酸，如柠檬酸、苹果酸、草酸、酒石酸等，这些酸类对调节人体内部微循环、维持身体健康有相当大的作用。另外，葡萄含有丰富的胡萝卜素和维生素，如维生素 B_1、维生素 B_2 等，对人体的营养元素的平衡起到了不可替代的功效。《神农本草经》曾记载："葡萄主筋骨湿痹，益气，倍力强志，令人肥健，耐饥，忍风寒。久食，轻身不老延年。"可见葡萄尤其适合体质虚弱、贫血的妇女儿童食用，同时兼具延年益寿的功效。

■□ 葡萄与高血压

葡萄所含有的烟酸及钾、钙、磷、铁等微量元素，能调节人体内的钾钠平衡，可以有效地预防由于体内钠含量过高而引发的血压升高，对于改善血液循环、降低胆固醇等也有良好的效果。

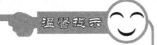

温馨提示

葡萄虽然具有良好的保健功效，但因其含有丰富的糖类，如葡萄糖、果糖等，尤其不适合糖尿病患者食用。

柠檬

高钾低钠，降低血压

■□ 小常识

柠檬性质平和，味道酸甜可口，适宜大多数人食用。柠檬又叫洋柠檬、柠果、药果。柠檬味酸，肝虚的孕妇最喜欢食用，故又有人将其称之为"益母果"。柠檬是芸香科柑橘属的常绿小灌木的典型代表。目前在中国的栽培主要集中在四川，台湾、两广及福建地区也有少量的栽培。柠檬具有提高人体免疫力、预防感冒和维生素 C 缺乏病的功效。

■□ 柠檬的营养价值

柠檬因其味道甘美，营养价值丰富而广受人们的喜爱。柠檬含有丰富的维生素 C，能增强人体的免疫能力，防治维生素 C 缺乏病。柠檬中富含的果酸成分，如柠檬酸、苹果酸等，可直接被人体吸收，具有杀菌、阻止肾结石形成的作用，柠檬在维持人体正

常的生理功能方面有一定的功效。柠檬汁也是一种广受大众喜爱的鲜美饮料，不仅芳香宜人还具有美容瘦身的功效。另外，生吃柠檬能够安胎止吐，柠檬的香气还能够去腥除腻，柠檬片更具有淡化色斑的功效。

■□ 柠檬与高血压

柠檬是一种高钾低钠的水果。因此对降低血压有很好的功效。另外，柠檬所含有的各种有机酸（如柠檬酸、苹果酸等）、维生素及水溶性的膳食纤维可以有效地调节人体内的血液循环，抗氧化并有效保护血管内皮，防止血液凝固从而降低血压。另外，柠檬酸能够降低血液的通透性、增加血小板的数量进而拥有止血的功效。

温馨提示

柠檬含有的果酸过多，因此胃酸过多或者龋齿、胃溃疡患者禁食柠檬。糖尿病患者也不宜过多食用柠檬。

山楂

软化血管，降低血压

■□ 小常识

山楂性质微温，味甜偏酸。是

老少皆宜的水果。又叫赤爪子、牧狐狸、山里红、映山红果等。山楂属于蔷薇科落叶小乔木，多生长于谷地或者灌木丛中。山楂在我国的分布较为广泛，南自东南沿海和云贵高原，北至辽宁、吉林，东至山东沿海，西至陕西、甘肃的黄河谷地，都有分布。山楂具有健脾行气、健胃消食、软化血管、化痰平喘的功效。

■□ 山楂的营养价值

山楂的主要成分是黄酮类物质，并且含有胡萝卜素、维生素等物质。可以增强人体的免疫力，强身健体、抑制衰老。山楂所含有的果酸等成分，可以活血化瘀、促进消化、开胃健脾。山楂酸是山楂中的主要酸类，它可以加强心脏功能的作用，还可以强心、抗癌、防衰老。民间就有山楂干泡枸杞茶抗衰老的偏方，效果很好。山楂还具有治疗高血脂、产后腹痛的功用。

■□ 山楂与高血压

山楂自古以来就有很高的药用价值，中医认为，山楂是健脾消食、开胃化滞、活血化瘀的良药。山楂中含有的柠檬酸、维生素等物质具有良好的降低血脂、降低血压、软化并扩张

血管、防止动脉硬化、使中枢神经系统得到兴奋、预防高血压及心脑血管疾病的功效。

温馨提示

中医认为，山楂属于消食但不会补元气的食物，所以脾胃虚弱的人不宜食用。另外，山楂有活血化瘀、促进子宫收缩的功效，所以孕妇忌食山楂，以免发生流产。

金橘

解毒肝脏，降低血压

■□ 小常识

金橘性质温润，味道鲜美，酸甜可口。又有金丹、金枣、牛奶橘、马水橘之称。属于芸香科常绿灌木或小乔木，果实为有光泽的、金黄色、椭圆形的小果。食用价值很高亦可作为观赏之用。现今金橘的主要产区仍集中在南方湿润地区。江西省的遂川县被称为"中国金橘之乡"。民间有"橘生淮南则为橘，橘生淮北则为枳"的说法，可知橘子对环境的要求是十分严格的。金橘及其果皮具有保肝护眼、软化血管、降低血脂、提高人体免疫力的功效。

■□ 金橘的营养价值

金橘是很好的食疗保健品。金橘含有丰富的维生素，如维生素C可以软化血管、防止动脉硬化；维生素A可以增加皮肤的光泽和弹性，延缓衰老，同时可以减少色素的沉着，抑制色斑的生成。金橘的色、香、味俱佳，可以作为茶引用，也可以鲜食。《本草纲目》中就说金橘："同补药则补，同泻药则泻，同升药则升，同降药则降"。可知，金橘具有很高的药用价值。中医认为，金橘可以醒酒散寒、理气消食，对食欲缺乏、胸闷等有很好的治疗效果。

■□ 金橘与高血压

金橘所含有的维生素、有机酸及糖类等，对降低血压、养护眼睛及肝脏的解毒等都有较好的功效。同时，金橘也可以作为心脑血管疾病及心脏病患者的调养食物。

温馨提示

金橘不宜与牛奶同食，因金橘中的果酸与牛奶中的蛋白质会发生反应，不易被人体消化吸收，进而产生胃部不适。另外，金橘中所含有的酸类会刺激胃黏膜，所以最好不要空腹或者饭前食用金橘。

桑葚

滋阴补血，降低血压

■□ 小常识

桑葚性属寒凉，味道甜美偏酸，多汁，是大众喜爱的水果之一。又有人将桑葚称之为桑枣、桑果等，属于桑科落叶乔木。在我国的两广、浙江、河南等省区均有种植，尤以新疆最为出名，个大好吃。具有滋阴润肠、补血生津的功效，可用于治疗便秘、失眠、须发早白等症。

■□ 桑葚的营养价值

桑葚很早以前就已经作为皇帝的御用补品。现代医学研究证实，桑葚含有丰富的氨基酸、矿物质、维生素等营养物质，具有提高人体免疫力、延缓衰老的功效，有"民间圣果"之称。桑葚所含的活性蛋白能够改善人体的血液循环，所以具有美容养颜、乌发等功效。另外，桑葚还能促进新陈代谢。

■□ 桑葚与高血压

桑树的果实所特有的脂肪酸能够有效地分解血液内的脂肪，降低血液中的脂肪含量，因此具有降低血脂、降低血压的功效。桑葚的枝叶及桑树的白皮都有降低血压、祛风除湿、清肝明目的功效。

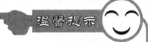

温馨提示

桑葚中含有溶血性过敏物质，所以过敏体质者及体质虚弱的人群不要过量食用。桑葚中的鞣酸及糖类含量也较大，糖尿病患者不宜食用。另外，煮食及熬食桑葚时忌用铁器。

芒果

美化肌肤，防止高血压

■□ 小常识

芒果，性温平，味微酸，果实与肾脏的形状极为相似。又有人将芒果称之为檬果、蜜望、闷果及庵波罗果等。属于常绿乔木，是漆树科的芒果种。芒果原产于印度，唐朝时中国的玄奘法师将芒果传到了印度以外的国家。现今世界上的许多国家都有芒果种植，而我国的芒果产区主要集中于南方的亚热带及热带地区，如台湾、海南、广东、广西、云南及福建等地。芒果具有清理肠胃、美化肌肤、抗癌的功效。

■□ 芒果的营养价值

芒果素有"热带果王"的美称，不仅色、香、味俱佳，还具有丰富的营养价值，富含维生素、糖类、蛋白质及钙、磷、铁等矿物质。具有美化肌肤、止咳化痰、消炎抗菌、明目、治疗便秘的功效。

■□ 芒果与高血压

芒果中的维生素以维生素A的含量最大，因此具有抗癌的功用。芒果中还含有大量的矿物质、有机酸及膳食纤维，能够有效地降低胆固醇、降低血压、防止动脉硬化，并且具有杀菌、治疗便秘、抑制流感病毒的功效。

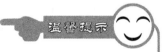

温馨提示

芒果中的果酸及氨基酸与空气接触后易导致皮肤过敏，皮肤敏感者最好少吃或者不吃芒果。

蔬菜类

大蒜

防止血栓形成，降低血压

■□ 小常识

大蒜性属温和，味道辛辣，刺激性强，具有十分强烈的蒜臭气，是我国的传统调味品，也是常见的中药。按照皮色的不同可以分为白皮蒜和紫皮蒜两个种类。大蒜属于多年生草本植物，百合科葱属。大蒜原产于西域，西汉张骞时传入我国，深受国人的喜爱，至今已成为国人的生活必需品。现今大蒜分布于全国各地，主要产地有河北、山东、江苏、安徽、陕西及上海等，其中河北省及山东省的大蒜最为有名。大蒜具有杀菌、清毒、开胃、护肝等功效。

■□ 大蒜的营养价值

大蒜被誉为"天然的抗生素"。大蒜的主要成分是大蒜辣素，具有很强的杀菌作用。同时还含有蛋白质、维生素及钙、磷、铁等矿物质，此外，大蒜还含有微量元素锗、硒和各种硫化物，如硫胺酸、烟酸、柠檬醛及维生素 B_2 等。因此，大蒜除了具有强大杀菌作用外，还可以有效预防感冒、保护肝脏、排毒养颜、减肥等。

■□ 大蒜与高血压

大蒜所含的微量元素锗和硒等参与人体代谢，能够增加人体纤维蛋白溶解的活性，可有效地降低胆固醇、抑制血栓的形成、使血管扩张，从而有效降压。

温馨提示

大蒜性属温平，阴虚上火者应尽量不吃大蒜。大蒜会抑制体内消化液的分泌，因此肝炎患者及胃病患者忌食大蒜。大蒜遇高温会使蒜中的有效成分分解，失去杀菌的功效。所以大蒜生吃为宜。

番茄

清热解毒，降脂降压

■□ 小常识

番茄性属凉性，微寒，味道可

口，偏酸。别名西红柿、洋柿子、六月柿，又有人将其称之为"爱情果"。番茄属于一年生或多年生的草本植物的茄科。番茄原产于美洲的墨西哥和秘鲁的森林里，当地人将其称之为"狼桃"。明代时，番茄传入中国，并一直作为观赏植物，直到清末，国人才将番茄搬上餐桌。现今在我国的大江南北都有番茄的种植，"西红柿炒鸡蛋"更成为大众喜爱的菜肴。番茄具有消炎抗菌、清热解毒的功效。

■□ 番茄的营养价值

番茄含有丰富的番茄红素、胡萝卜素及多种维生素，叶酸、果酸、烟酸等，同时还含有钾、钠、钙、镁、碘、锌、锰等微量元素。因此，番茄具有抗菌消炎、清热解毒、抑制口腔溃疡及牙龈出血、消食开胃的功效。番茄所含的营养成分可以有效地清除体内的有毒物质、延缓衰老。因此有人将番茄称之为"长寿果"。

■□ 番茄与高血压

番茄内的番茄红素、维生素可以降低胆固醇、降低血脂，而微量元素及矿物质可以促进钾钠平衡，具有利尿消肿作用。番茄红素是天然的抗氧化剂和着色剂，能够防止血栓形成、降低血压。

温馨提示

番茄生吃与熟吃为人体提供的营养成分是不同的。番茄生吃时，主要提供胡萝卜素和维生素，而番茄红素只有与热油接触后才能产生并被人体吸收。所以高血压病患者应多吃熟番茄。因番茄属寒性蔬菜，所以体质虚寒及月经期妇女最好不要生吃。未成熟的番茄，含有龙葵碱成分，是有毒物质，误食会发生中毒，不要吃未成熟的番茄。

冬瓜
利尿消肿，降压降糖

■□ 小常识

冬瓜性质微寒，味道清淡稍带甜味儿。又叫东瓜、白瓜、濮瓜和枕冬。属于葫芦科攀援型的草本植物。冬瓜原产于我国和东印度，现今在全国各地都有冬瓜的种植，果实多在夏末秋初成熟，可以长时间贮藏并运输，因此在市场中一年四季都能见到冬瓜的影子。它具有利尿消肿、止咳化痰、清热除湿、消暑解毒的功效。

■□ 冬瓜的营养价值

冬瓜含有丰富的膳食纤维、蛋白

质、维生素、胡萝卜素及大量的钾元素等。具有利尿消肿、清热解暑的功效。另外，冬瓜中所特有的丙醇二酸可抑制糖类转化为脂肪，是理想的减肥蔬菜。冬瓜还具有美容养颜的功效，其瓤白、绵软，用它洗脸、洗身，可除褐斑，令肤色柔软光洁、白皙。现代医学研究表明，冬瓜子中含有的瓜氨酸具有抑制皮肤黑色素生成、润泽皮肤的功效。

■□ 冬瓜与高血压

　　冬瓜自身所含有的丰富的维生素C及膳食纤维和钾元素等，十分适合于需要低钠的高血压病患者的食用，尤其对妊娠高血压综合征的降压效果十分明显。由于冬瓜的钠含量较少，故具有良好的利尿、消肿的功效。

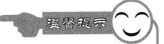
温馨提示

　　冬瓜性属寒凉，体质寒凉者忌食。尤其寒性痛经的人群应尽量避免在经期食用冬瓜。

洋葱
平稳并降低血压

■□ 小常识

　　洋葱性属温平，味道辛辣、微甜。又被称为圆葱、葱头、球葱及玉葱。是两年生的草本植物，属于百合科葱属。据说洋葱原产于伊朗和阿富汗的高原地区，20世纪初期才传入我国。现今，洋葱已经成为人们的主栽蔬菜之一，在我国的分布较为广泛，全国各地均有种植，其中以新疆、内蒙古、山东、甘肃为主要产区。洋葱不但具有提神、消食、增进食欲的功效，还有预防感冒、防治老年人的骨质疏松、降低血糖、防癌抗癌的功效。

■□ 洋葱的营养价值

　　洋葱的果肉肥厚，营养丰富，含有胡萝卜素、维生素C、各种硫化物以及各种氨基酸和钙、磷、铁等微量元素。洋葱含有油脂性挥发物硫化丙烯，所以其味道较为辛辣，因此具有预防感冒、杀菌抗寒的功效；因其具有强烈的刺激性气味而具有提神的作用；另外，洋葱中的硒是天然的抗氧化剂，所以常食洋葱可以抗衰老；洋葱中所含有的丰富的维生素能够有效地预防口腔溃疡等因体内维生素缺乏而导致的疾病。

■□ 洋葱与高血压

　　洋葱中所含有的精油具有降低胆固醇的功效。洋葱中还有一种叫做前列腺素 A 的营养成分，因此可以对抗体内的儿茶酚胺、降低血液的黏稠度，预防血栓的形成，还可以扩张血管、促进钠盐排出体外，因此具有良好的降压效果。经常食用洋葱可以起到降低血压的作用，是高血压等心脑血管疾病患者的经典药用食品。

温馨提示

洋葱中含有一种叫做环蒜氨酸的致泪成分，所以眼部充血或者眼睛有疾病的人群不宜切洋葱。切洋葱等辛辣较重的蔬菜时，在旁边放一盆凉水可以起到降低对眼睛的刺激的作用。洋葱属于辛辣食物，体质内热者不宜食用。正常人群也不宜一次食用大量洋葱，尤其是患有胃部疾病的人群更应注意。

胡萝卜

清肝明目，降糖降压

■□ 小常识

胡萝卜生食时性属凉寒，熟食时性质平和，味道微甜，又被称之为甘荀、红萝卜、丁香萝卜和黄萝卜，是两年生的草本植物，属于伞形科胡萝卜属。胡萝卜原产于亚洲西南部的阿富汗，14 世纪时即已传入我国，直

到 20 世纪人们才认识到胡萝卜的营养价值，并因此被称为"平民人参"。现今胡萝卜遍布于全国各地，以河南省、山东省、云南省和浙江省为主要产区。具有健脾、补肝明目、治疗夜盲症、增强免疫力、降血糖、降血脂的功效。

■□ 胡萝卜的营养价值

顾名思义，胡萝卜中含有丰富的胡萝卜素，以及大量的维生素，因此能够有效地增强人体的免疫力、补肝明目、治疗夜盲症。胡萝卜香脆可口，营养丰富，它所含有的挥发油、花青素及钙、铁等微量元素具有降低胆固醇、预防心脑血管疾病的功效。大量的维生素能够有效调节人体内的血液循环、促进新陈代谢，因此具有健肤美容的功效。

■□ 胡萝卜与高血压

胡萝卜中含有的胡萝卜素、矿物质及蛋白质等营养元素能够促进肾上腺素的形成，因此而具有降低血脂、降低血糖和降低血压的功效，是高血压患者的食疗佳品。常食胡萝卜不仅能增进食欲、健肤美容、治疗夜盲症、降低血压，还能够抗衰老，起到延年益寿的作用。

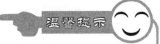

豌豆

益气降压

■□ 小常识

豌豆性质平和，味道甜美，别名又叫寒豆、麦豆等，一年或两年生草本植物，属于豆科豌豆属。豌豆原产地位于西亚及地中海地区，目前在全世界都有较为广泛的分布，而豌豆在我国已经有2000多年的种植历史了。现在豌豆的主要产区集中在河南、湖北、四川、青海及江苏等地。其具有润肠通便、增强人体免疫力的功效。

■□ 豌豆的营养价值

豌豆及其苗、茎、豆荚等都具有丰富的营养价值和药用成分。豌豆中含有的维生素、蛋白质、叶酸以及硒、锌、锰、钾等微量元素和膳食纤维等，都是维持人体正常代谢所必需的。豌豆的豆荚及嫩叶中含有一种能够分解亚硝胺的酶，而亚硝胺又是致癌的主要物质，所以豌豆具有防癌的功效。另外，豌豆中的膳食纤维可以增强肠胃的蠕动，具有润肠通便的功效。而豌豆的性属平和，具有益气的功效。豌豆中所特有的赤霉素等物质还具有抗菌消炎的作用。

■□ 豌豆与高血压

豌豆富含的维生素、胡萝卜素及膳食纤维等可以软化及扩张血管，能够预防血栓的形成，具有降低血压的功效。而豌豆中的钾钠比例大大地超过了降低高血压所要求的钾钠比例，降压效果比较好。

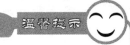

黑木耳

防治贫血，降低血压

■□ 小常识

黑木耳性质平和，味道甘美，别

名叫光木耳或木耳，属于木耳科木耳属的食用菌，大多生长于杨树、栎树及槐树的腐木上。我国的大部分地区都适合于木耳的生长。天然的木耳主要分布于黑龙江、吉林及南方的台湾、福建、两广、云贵川等地区，尤以东北的黑木耳最为有名。其具有消炎、抗辐射、延缓衰老、降血糖的作用。

■□ 黑木耳的营养价值

黑木耳营养丰富，味道鲜美，既可以与素菜同食又可以与荤菜同食。木耳中含有丰富的铁离子，经常食用黑木耳可以预防及治疗缺铁性贫血，还具有抗血凝的功效。黑木耳中的膳食纤维及抗肿瘤物质能够促进消化、排毒清肠、增强机体免疫力等。

■□ 黑木耳与高血压

黑木耳中含有的维生素、糖类及蛋白质可以明显地阻止血栓的形成，防治动脉硬化，起到降低血压、降低血糖、降低血脂的作用，还可以有效地预防高血压等心脑血管疾病的发生。

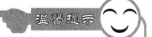

温馨提示

痔疮患者不宜食用黑木耳，在日常清洗黑木耳时，如果在浸泡黑木耳的温水中加入适量的盐会使黑木耳快速变软。

荠菜
止血降压

■□ 小常识

荠菜是我国人民十分喜爱的一种野菜，性质较平、微寒，别名又叫鸡心菜、净肠草、枕头草、清明菜、香田芥、地米菜等，是一年或两年生的草本植物，属于十字花科荠菜属。荠菜生长于温带地区的沟边、地边等，在我国的各地都有分布。李时珍在《本草纲目》中记载荠菜具有"明目，益胃"的功效。

■□ 荠菜的营养价值

荠菜中的营养成分十分丰富，其主要物质为糖类，还有蛋白质、维生素、胡萝卜素及乙酰胆碱、黄酮苷等成分。由于维生素及胡萝卜素的含量较为丰富，所以荠菜具有增强人体免疫力、退热、利尿的作用。荠菜中的荠菜酸具有很好的凉血止血作用。

■□ 荠菜与高血压

荠菜可全株入药，所以其药用价值很高，可以凉血止血、明目解热。荠菜中含有的乙酰胆碱和维生素及多种化合物可以降低血液中三酰甘油及胆固醇的含量。大量的维生素 C 还能够起到抗菌消炎、防寒的功效。

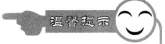

荠菜中的药用成分能够凉血止血，可用于月经过多及产后出血的调理食疗。荠菜晒干后，泡茶并长期饮用可以改善头晕目眩的症状，有效地降低血压。

茄子

消肿解毒，降低血压

■□ 小常识

明代李时珍在《本草纲目》中记载："茄性寒利，多食必腹痛下利。"可知中医认为茄子性属寒凉，味道清淡。在我国南部的广东及江浙一带将茄子称之为矮瓜或者六蔬。茄子是一年生的草本植物，属于茄科茄属，有圆茄和长茄之分。茄子原产于印度，在4～5世纪时传入中国。目前茄子在我国的分布十分广泛，南北方东西部均有种植。其具有消肿解毒、保持血管弹性、抗衰老的功效。

■□ 茄子的营养价值

茄子的营养成分十分丰富，如糖类、蛋白质、维生素及钙、磷、铁等微量元素。茄子中龙葵碱具有抑制肿瘤的作用。紫色茄子中含有的各种胆

碱，可以清热解毒、消肿利尿。另外，茄子中的铁元素含量较高，是预防及治疗缺铁性贫血的理想食疗蔬菜。茄子属寒性蔬菜还有预防及治疗冻疮的功效。

■□ 茄子与高血压

茄子中所含有的大量的芦丁具有很好的软化血管，维持血管弹性的生理保健功能，所以茄子具有预防动脉硬化、降低血压、保护心脑血管的功效。茄子中的维生素E及维生素C可以提高机体的免疫力，经常食用茄子能够达到降低血液中的胆固醇含量、延缓衰老的效果。

因茄子属偏凉性蔬菜，所以脾胃虚寒者不宜食用。茄子中的成分会与麻醉药发生反应，对病人的康复不利，需要手术的患者术前及术后均不宜食用茄子。过冬的茄子根对冻疮有很好的治疗效果。

芹菜

镇静安神，平肝降压

■□ 小常识

芹菜性质偏凉，味道鲜美，有

较强的刺激性气味。芹菜又被称为香芹、药芹、西芹，可见芹菜的药用价值很大，属于伞形科植物。芹菜原产于中东及地中海地区，现今已分布于我国各地。芹菜在中国属于中药，中医认为芹菜具有清热消肿、平肝止血、利水除烦的功效。

■□ 芹菜的营养价值

芹菜中含有大量人体所需的膳食纤维，还有胡萝卜素、维生素、蛋白质以及钾、钠、镁等多种微量元素。芹菜中的碱性成分有利于消烦除躁、镇静安神。大量的膳食纤维具有消肿利尿、防癌抗癌的功效。众所周知，芹菜中含有大量的铁元素，能够直接被人体吸收，因此芹菜可以防治缺铁性贫血，改善因缺铁而导致的皮肤问题。

■□ 芹菜与高血压

芹菜中含有的有机酸及挥发油可以缓解烟碱等引起的升压，还可以有效地平肝降压，对于原发性的高血压、更年期高血压及妊娠高血压综合症均有很好的疗效。所以很多人将芹菜称为"厨房里的降压药"。

温馨提示

芹菜的根、茎、叶均有降压的效果，这其中尤以芹菜叶的降压效果最为突出。可在日常生活中将芹菜叶用水焯后加入调料制成精美可口的小菜，享用美食的同时还能降低血压。中医认为，芹菜与食醋及海米相克，食用时要注意，以免影响身体健康。

茼蒿
养胃降压

■□ 小常识

茼蒿，又有同蒿、蓬蒿、蒿菜、菊花菜等之称，因为古代曾作为宫廷美食，茼蒿又被称作"皇帝菜"。茼蒿性味甘、辛、平，能够健脾胃、安心气，同时也可以用于治疗慢性肠胃炎和习惯性便秘等症状。茼蒿在各地均有栽培观赏，在河北石家庄可以看到野生茼蒿。

■□ 茼蒿的营养价值

茼蒿中的挥发油有助于开胃消食、宽中理气，其维生素、胡萝卜素和多种氨基酸则可以安神养心、降压补脑。茼蒿中的粗纤维能够促进肠胃蠕动，达到通便利肠的效果。此外，其芳香的气味可以避秽化浊。茼蒿富含多种氨基酸、蛋白质以及钠、钾等矿物盐，对体内水液代谢起到调节的作用，同时还能消肿利便。

■□ 茼蒿与高血压

茼蒿的特殊香气及其所含的氨基酸和挥发性精油能够使人大脑清醒，同时有降低血压的功效。茼蒿研成汁后用温水送服对治疗高血压头昏脑涨有一定的功效。

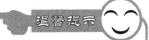

温馨提示

茼蒿辛香滑利，因此胃虚泄泻者要尽量少吃茼蒿。

海带
降低血压

■□ 小常识

海带属于海藻类植物，被誉为"长寿菜"、"海上之蔬"、"含碘冠军"等称号。海带分为固着器、柄部和叶片三部分。生长在低温海中，广泛分布于我国北部沿海、朝鲜、日本等地区。海带具有极高的营养价值，其碘质和钙质能够治疗甲状腺肿大。此外，海带的食用方法也是多种多样。

■□ 海带的营养价值

海带中含有大量的碘质，因此非常适合甲状腺机能低下的人群食用。其丰富的甘露醇对肾功能衰竭、老年性水肿以及药物中毒有一定的防治作用。此外，海带还有消炎、平喘、降压、软坚等功效，其胶质还能促进体内的放射性物质排出体外，减少放射性疾病的发生。常吃海带能够使头发乌黑亮泽，其不饱和脂肪酸 EPA 还有预防心血管疾病的功效。

■□ 海带与高血压

海带中的氨酸和钾盐能够降低胆固醇的吸收、降低血压。此外，医学专家发现，缺钙也是导致高血压的一个重要原因，而海带中含有大量钙质，对预防高血压有很大的功效。

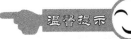

温馨提示

进食海带后不要立刻喝茶，同时也不能马上吃酸性水果，否则会阻碍海带中铁的吸收。海带中含有丰富的碘质，因此甲亢患者要慎用海带。此外，孕妇和乳母也要少吃海带，因为碘从血液进入胎儿或婴儿体内后容易造成甲状腺功能障碍。

芦笋
调节代谢，提高免疫力

■□ 小常识

芦笋又叫"石刁柏"、"龙须菜"，在国际市场上享有极高的声誉，被称为"蔬菜之王"。芦笋中蛋白质、氨基酸以及维生素的含量均高出了一般的水果和蔬菜。其天冬酰胺和多种微量元素能够调节代谢，提高免疫力，对高血压、心脏病、水肿等疾病有极强的抑制和药理作用。

■□ 芦笋的营养价值

芦笋中富含硒元素，能够抑制癌细胞活力甚至使其发生逆转，加速抗体的形成，同时芦笋中含有叶酸和核酸，能控制癌细胞扩散。芦笋中的叶酸能够促进胎儿大脑发育，因此非常适合孕妇食用。此外，常吃芦笋还能降低血压、增加食欲、提高免疫力，既是一种食材又是一种良药。

■□ 芦笋与高血压

芦笋中含有的维生素 P、甘露聚糖、胆碱、精氨酸等成分能够维护毛细血管形态和弹性，对预防和治疗高血压等心血管疾病有很好的疗效作用。此外，芦笋中的 K 因子大于 68，

而 K 因子大于等于 10 的食物对高血压有很好的防治作用，因此，高血压患者应多吃芦笋。

温馨提示

芦笋中含有大量嘌呤，食用芦笋后容易增加尿酸，因此痛风患者要禁食芦笋。此外，芦笋不宜生吃，在保存时要尽量放在低温避光处。

茭白
利尿止渴，补虚健体

■□ 小常识

作为我国特有的水生蔬菜，茭白生活在湖沼水中，在我国大部分地区均有栽培。茭白外表有绿色叶鞘，内部呈圆柱状三节，有黄色或青黄色。其肉质鲜美，蛋白质含量极高，与莼菜和鲈鱼并称为"江南三大名菜"。

■□ 茭白的营养价值

茭白中丰富的维生素有解酒的功效，其性滑而利，能利尿祛水，对水肿、小便不利等症状有很好的疗效作用。此外，茭白中的碳水化合物、蛋白质和脂肪等能够强健体魄。另外，

茭白还有退黄疸和催乳的功效。

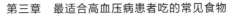

■□ 茭白与高血压

茭白含有丰富的膳食纤维和钾元素，对高血压和心血管疾病有很好的辅助作用，此外，如果将茭白和旱芹一同食用，降压效果会更加明显。

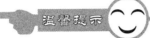

吃茭白时应尽量避免与豆腐和蜂蜜一同进食，因为茭白与豆腐同食容易形成结石，而与蜂蜜同食则会引发痼疾。

莴苣

维持体内水平衡，降低血压

■□ 小常识

莴苣又名莴笋，春菜、麦菜，是菊科莴苣属之一年生或二年生草本植物。它是一种很常见的食用蔬菜，中国、日本等国的人往往煮熟后食用，在西方文化中人们往往放在沙律、汉堡包等食品中生食。在香港，为了跟西生菜区分，莴苣又称为唐生菜。莴苣可分为叶用和茎用两类。莴苣的名称很多，在本草书上称作"千金菜"、"莴苣"和"石苣"。茎用莴苣又称莴笋、香笋。中国各地莴笋栽培面积比

生菜多，莴笋的肉质嫩，茎可生食、凉拌、炒食、干制或腌渍。生菜主要食用叶片或叶球。莴苣茎叶中含有莴苣素，味苦、高温干旱苦味浓，能增强胃液、刺激消化、增进食欲，并具有镇痛和催眠的作用。

■□ 莴苣的营养价值

莴苣中碳水化合物的含量较低，而无机盐、维生素则含量较丰富，尤其是含有较多的烟酸。烟酸是胰岛素的激活剂，糖尿病人经常吃些莴苣，可改善糖的代谢功能。莴苣中还含有一定量的微量元素锌、铁，特别是莴苣中的铁元素很容易被人体吸收，经常食用新鲜莴苣，可以防治缺铁性贫血。莴苣中的钾离子含量丰富，是钠盐含量的27倍，有利于调节体内盐的平衡。

■□ 莴苣与高血压

莴苣利五脏，通经脉，开利胸膈。种气，壮筋骨，去除口臭，使牙齿变白，使眼睛明亮。又有催乳汁的作用。利小便排泄，解虫毒和蛇咬之毒。但经常食用又使人眼睛浑浊不清。患寒病的人不宜食用。对于高血压、心脏病等患者，具有促进利尿、降低血压、预防心律紊乱的作用。莴苣还有增进食欲、刺激消化液分泌、促进胃肠蠕动等功能。

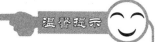

南瓜

营养丰富，降压降糖降脂

■□ 小常识

南瓜又被为吊瓜、倭瓜等，原产于中南美洲，早年传入中国，称为"南瓜"。南瓜性温味甘，入脾，胃经。可以降糖止渴、润肺养气、化痰除脓、驱虫解毒、清肠促便、美容养颜等。享有"降糖降脂佳品"的美誉。

■□ 南瓜的营养价值

南瓜富含大量蛋白质，可以补充人体所需成分，具有膳食纤维，加快肠道蠕动，促进消化；富含多种维生素如：胡萝卜素、B族维生素、维生素C等等；含有钾、钙、磷、钴等矿质元素。具有很高的营养价值。

■□ 南瓜与高血压

南瓜具有较高的药用价值和食用价值。南瓜含有维生素与果胶，其中果胶不仅具有很强的吸附作用，可以吸附清除体内有害细菌毒素即其他有害物质，具有解毒作用，而且果胶还起到保护胃黏膜的作用，促进肠道蠕动，加强食物消化；另外，南瓜含有大量钴，钴的主要作用就是加强人体新陈代谢，提高造血功能；南瓜高钙、高钾，其排钠功效不错，可以防治糖尿病、降血糖，对于中老年或高血压患者也有益。

苦瓜

清暑解渴，降血压血糖

■□ 小常识

苦瓜别名又叫凉瓜，属于葫芦科、苦瓜属，其性寒，味苦，无毒，入心、肝、脾、肺经。据清代《随息居饮食谱》记载："苦瓜清则苦寒；涤热，明目，清心。可酱可腌。中寒者（寒底）勿食。熟则色赤，味甘性平，养血滋肝，润脾补肾。"由此可见它不仅可以作为蔬菜食用，而且具有很高的药用价值，尤其是在夏季食用苦瓜能够达到清凉解暑、降火清热的效果。在药用方面，它可以被切成片然后经过晾晒，能够治疗夏季暑天感冒。

■□ 苦瓜的营养价值

苦瓜中含有丰富的营养物质，其蛋白质、碳水化合物的含量都很高；它还含有一种具有抗氧化作用的物质，可以起到强化毛细血管的作用，能够促进血液循环，对预防动脉硬化有一定的疗效。常吃苦瓜可以明目解毒、凉血、益肾利尿、解劳清心、益气壮阳。此外，苦瓜中含有丰富的维生素和矿物质，以及清脂、减肥的特效成分，并且它还能够滋润和保湿皮肤，是爱美人士的首选减肥蔬菜之一。

■□ 苦瓜与高血压

苦瓜中含有钾，能够解渴、降血压。另外，苦瓜中的维生素C含量很高，所以它可以防止坏血病、保护细胞膜，同时提高机体应激能力，达到保护心脏的作用。另外，苦瓜中含有苦瓜甙以及和胰岛素类似的蛋白质，能够将血液中的葡萄糖转化成热量，从而降低血液中的血糖含量，因此可以降低糖尿病并发高血压的症状。

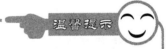

温馨提示

苦瓜深受人们的喜爱，是餐桌上一道常见的菜肴，但是其性寒，不适宜脾胃虚寒的人食用。另外，由于苦瓜中含有奎宁，这种物质能够引起子宫收缩，因此孕妇一定要慎食，否则容易导致流产。

谷物和豆类

玉米

调中健胃，益肺降压

■□ 小常识

玉米性属平和，味道甜美，又被叫做苞米、棒子、玉蜀黍等，闽南话叫做番麦，广东话叫做粟米，是一年生草本植物，属于禾本科玉米属。玉米原产于中美洲的印第安部落，因其产量大而成为当地的主食，明朝末年传入中国。现今我国各省区都有玉米种植，黑龙江省、吉林省为全国主要的玉米产区。其具有抗衰老、调气益肺、宁心开胃的功效。

■□ 玉米的营养价值

玉米是我们所熟知的粗粮，它含有丰富的膳食纤维、糖类和蛋白质等营养成分，是减肥的佳品。玉米中含有丰富的亚油酸，具有降低胆固醇的功效。丰富的维生素 E 具有美容、延缓衰老的作用。营养专家认为，在现代人的三大主食中，玉米的营养价值及保健功效是最高的。玉米所含有的维生素、胡萝卜素及叶黄素等对预防心脏病等心脑血管疾病有一定的功效。

■□ 玉米与高血压

玉米是一种高能量、低脂肪的食物。大量的植物膳食纤维、不饱和脂肪酸、维生素、胡萝卜素及被称为"生命元素"的硒，可以有效地降低血清中的胆固醇含量、防止其沉积于血管壁，预防动脉粥样硬化，有降低和稳定血压的功效。

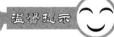

温馨提示

玉米须具有很好的减肥功效，而玉米糊更是高血脂、高血压病患者的健康食品。

燕麦

益肝和胃，降糖降压

■□ 小常识

燕麦性质平和，味道微甜，又被称为牛星草、野小麦、杜姥草、雀麦，在我国不同的地区有不同的称谓。如，东北地区称之为铃铛麦、华北地区称之为莜麦、西北地区称之为玉麦而西南地区则称之为莜麦或者燕麦。其属于禾本科草本植物。我国燕麦的种植主要集中在山海关以南的地区，东北地区的吉林省白城子地区也有种植。燕麦具有益肝和胃、减肥的功效。

■□ 燕麦的营养价值

燕麦生长于高寒地区决定了其所具有的高蛋白低糖的特点。燕麦同时含有不溶性纤维和可溶性纤维，可以降低体内的胆固醇含量，在促进消化的同时增加饱腹感，因此燕麦的减肥功效十分明显。燕麦中富含亚油酸，可以益肝和胃、降低血糖，还可以预防糖尿病及动脉硬化的发生。

■□ 燕麦与高血压

燕麦中含有的膳食纤维、亚油酸等有机酸、维生素 E 及钙、锌、磷等微量元素和矿物质，可以有效地降低血压，对糖尿病及脂肪肝也有很好的食疗效果。经常食用燕麦还能够起到强身健体、延年益寿的功效。

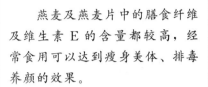

温馨提示

燕麦及燕麦片中的膳食纤维及维生素 E 的含量都较高，经常食用可以达到瘦身美体、排毒养颜的效果。

荞麦

软化血管，降低血压

■□ 小常识

荞麦性质偏寒凉，味道微甜，又有人将其称为三角麦和花麦等。荞麦有甜荞麦和苦荞麦之分，是草本植物，属于蓼科荞麦属。我国是荞麦的源产地之一，目前荞麦在全国各地均有种植。荞麦具有软化血管、降低血糖、杀菌护眼的功效。

■□ 荞麦的营养价值

荞麦含有丰富的糖类、可溶性膳食纤维、维生素（如维生素 E、维生素 C 等）、硫化物（如硫胺素和核黄素）及人体所需的大量的微量元素（如锌、锰、钙、钾、铁等）。荞麦中的膳食纤维及维生素对人体具有很好的保健养生作用。荞麦中的有机酸（如烟酸等）能增强人体自身的解毒能力，促进人体的新陈代谢。另外，荞麦中的某些营养成分（如黄酮）具有很好的抗菌消炎的效果，因此，荞麦有"天然消炎药"之称。

■□ 荞麦与高血压

荞麦中含有的膳食纤维及镁、钾等微量元素，可以有效地降低血清中的胆固醇、降低血压、预防心脏病及动脉硬化。苦荞麦的淀粉中所含有的生物类黄酮可以缓慢地释放身体中的葡萄糖，因此糖尿病患者可以经常食用荞麦制品。荞麦中含量丰富的铁离子，可以对缺铁性贫血有一定的预防及治疗作用。丰富的维生素及 4-二羟基顺式肉桂酸可以抑制黑色素形成，起到美容养颜、延缓衰老的作用。

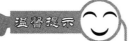

温馨提示

荞麦性属寒凉，脾胃虚寒者、体质敏感者慎食。

薏米
健脾益胃，美容降压

■□ 小常识

薏米性微寒，味道清淡甘美，别名又叫图玉米、草珠珠、回回米、起实等，是一年生草本植物，属禾本科薏苡属。薏米在我国的分布极为广泛，在南方（主要是长江以南）地区还有野生的薏米，足见薏米喜欢温暖湿润的环境。其具有健脾益胃、清热利湿、排毒美容的功效。

■□ 薏米的营养价值

薏米含有多种维生素及矿物质，如维生素 E，及钙、铁、锌、锰、钾、铜等矿物质和微量元素。因此而具有的增强机体抵抗力、加速新陈代谢及排毒美容的功效，可以作为老人、小孩子等身体虚弱者的日常滋补食品。薏米中大量的蛋白质、维生素、有机酸等具有消肿利尿、美容养颜的功效。

■□ 薏米与高血压

李时珍在《本草纲目》中记载薏米具有"健脾益胃，补肺清热，祛风胜湿，养颜驻容，轻身延年"之功效。薏米中丰富的水溶性膳食纤维、不饱和脂肪酸、维生素及矿物质等，使得薏米具有降低血液中的三酰甘油酯和胆固醇，从而降低血压的功效；同时还可以健脾益胃，是理想的调理食品。

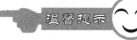

温馨提示

薏米的各种食疗及药用功效是十分缓慢的，需要一个长期的过程，不可能取得立竿见影的效果。另外，薏米性寒，脾湿胃寒、便秘者及孕妇慎食。

黑豆

清热解毒，降低血压

■□ 小常识

黑豆性质平和，无毒，味道甜淡，别名又叫乌豆、橹豆、黑小豆、枝仔豆等，是一年生的草本植物，属于蝶形花科豆属。黑豆原产于我国的东北地区，现在黑豆的主要种植区域仍是东北地区，黑龙江的产量最多，河南也有少量种植。黑豆具有清热解毒，祛风解暑、降低血压的功效。

■□ 黑豆的营养价值

《本草纲目》中记载"黑豆入肾功多，故能治水、消肿、下气、治风热而活血解毒。"黑豆的营养价值足以与其药用价值相媲美。黑豆中含有丰富的蛋白质与不饱和脂肪酸，尤以不饱和脂肪酸含量最高。黑豆中的微量元素，如硒、氟、钼等，可以降低血液黏稠度；其所含有的膳食纤维及维生素可以起到养胃健食、延缓衰老的功用；丰富的矿物质，如铁可以有效地预防及治疗缺铁性贫血。

■□ 黑豆与高血压

黑豆中的不饱和脂肪酸很容易被人体吸收，其利用率达到95%以上，故具有减肥作用。黑豆中所含的植物固醇，具有降低血清胆固醇、软化血管、降低血压的功效。黑豆中含有的异黄酮具有防治骨质疏松、预防乳腺癌的功效。

温馨提示

黑豆中的异黄酮属于雌性激素，因此黑豆具有加速卵泡形成、助排卵的功效。不孕的妇女宜多食黑豆。黑豆不能与蓖麻子和厚朴同时食用。

绿豆

消暑解毒，降低血压

■□ 小常识

绿豆性属偏寒，味道属甜，又有植豆、青小豆之称，属于蝶形花亚科的豇豆属。绿豆原产于缅甸及印度，现今在亚洲东部各国均有种植。绿豆在我国的各省区均有种植，黑龙江是绿豆产量最大的地区，大庆市的杜尔伯特蒙古族自治县更有"中国绿豆之乡"的美称。绿豆具有解毒消暑、利尿消肿的功效。

■□ 绿豆的营养价值

绿豆中含有丰富的维生素、蛋白质、叶酸等物质，与小米同时煮粥会充分发挥并提高绿豆中球蛋白的营养价值。绿豆皮中含有以磷为代表的多种无机元素，具有抗菌消炎、消暑解毒、保护肝肾的功能。

■□ 绿豆与高血压

绿豆所含有的各种元素，是消暑解毒、降低血压的"功臣"。李时珍就将绿豆称为"菜中佳品"。绿豆中的各种有机酸及维生素和矿物质具有很强的降血脂的功效，常食绿豆及绿豆制品对缓解高血压症状有很好的功效。

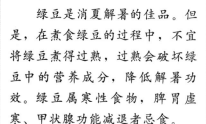

温馨提示

绿豆是消夏解暑的佳品。但是，在煮食绿豆的过程中，不宜将绿豆煮得过熟，过熟会破坏绿豆中的营养成分，降低解暑功效。绿豆属寒性食物，脾胃虚寒、甲状腺功能减退者忌食。

黄豆
益智降压

■□ 小常识

黄豆性平略偏寒，味淡微甜，又被称为大豆、黄大豆，属于豆科草本植物。我国是黄豆的发源地，我国历史上的"五谷"之中就有黄豆。现今黄豆在全国各地均有种植，尤以东北黄豆的种植面积最大、质量最好。黄豆具有促进儿童大脑发育、健脑益智、降低胆固醇的功效。

■□ 黄豆的营养价值

黄豆具有"豆中之王"的美称，足见其在豆类食品中营养价值很高。黄豆内丰富的蛋白质含量使得其具有与高蛋白的肉类食品相媲美的资格。黄豆中维生素及有机酸，可以有效地促进儿童脑和神经的发育，具有健脑益智的功效。黄豆中的卵磷脂是人体容易吸收又必需的营养素，经常食用黄豆及豆制品，能够益气养血、延年益寿。

■□ 黄豆与高血压

黄豆中的蛋白质及亚油酸、异黄酮等，可以有效地降低血液中的血脂及胆固醇的含量，因此经常食用黄豆及其制品具有降低血压的功效。

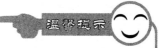
温馨提示

黄豆生食有毒，所以在食用黄豆时一定要保证其已经熟透。黄豆及其制品一次性食用过量会腹胀，切勿多食。

肉类和水产

兔肉

凉血解毒，降低血压

■□ 小常识

兔肉性质偏凉，味道鲜美，肉质细嫩，素有"荤中之素"说。兔肉有野兔肉和家兔肉之分，是一种高蛋白、低脂肪、低胆固醇的肉类。兔肉具有凉血解毒、补益中气的功效。

■□ 兔肉的营养价值

兔肉中含有丰富的蛋白质、卵磷脂，因此具有健脑益智的功效。兔肉具有的低脂肪特性，决定了它是一种绝佳的减肥肉类，因此有人将其称为"保健肉"。兔肉中含有的氨基酸成分，如赖氨酸、色氨酸等，可以分解并防止有害物质的沉积，具有解毒养颜、延年益寿的功效。

■□ 兔肉与高血压

兔肉具有低脂肪、低胆固醇的特性，可以有效降低血液的黏稠度、预防血栓的形成、降低胆固醇，具有很好的降低血压的功效。维生素及卵磷脂可以保持皮肤弹性，特别适合女性食用，国外有人将其称为"美容肉"。

温馨提示

兔肉性属偏凉，孕妇、脾胃虚寒者及经期妇女不宜食用。另外，兔肉是低脂肪、低胆固醇食品，是糖尿病人、肥胖者的理想食品。

乌鸡

补虚劳，降血压

■□ 小常识

乌鸡性属温热，肉质鲜美丝滑，又被称为乌骨鸡、竹丝鸡等。乌鸡原产于我国江西省泰和县武山镇，因其肉、骨、内脏均是黑色而得名，被称为"名贵食疗珍禽"。乌鸡具有补虚劳、防治缺铁性贫血的功效，唐朝以来常被用于治疗妇科疾病。

■□ 乌鸡的营养价值

乌鸡含有丰富的蛋白质、维生素

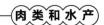
及微量元素，是体质虚弱者的理想滋补品。乌鸡中脂肪和胆固醇的含量较少，十几种氨基酸及微量元素具有良好的滋阴健脾、强筋健骨的功效。

■□ 乌鸡与高血压

乌鸡肉与骨中含有的丰富的维生素 B_2、维生素 E 及钾、钠、磷等微量元素，对调节高血压病患者体内的钾钠平衡、降低高血压有很好的功效。

温馨提示

乌鸡尤其适合体质虚弱的人群食用。乌鸡炖汤宜用沙锅文火慢炖，滋补效果会更好。

鲫鱼
降压通乳

■□ 小常识

鲫鱼性质平和，肉质细嫩、甜美，别名又叫鲫瓜子、鲫皮子、肚米鱼等，属于鲤科鲫属，是杂食性鱼类。我国各水域均有生产，以秋冬季节出产的最为肥美。鲫鱼具有温胃补虚、利水除湿的功效。

■□ 鲫鱼的营养价值

鲫鱼肉含有丰富的蛋白质及钙、

铁等营养元素，具有补中益气、通乳的功效，李时珍在《本草纲目》中记载鲫鱼"合小豆煮汁服，消水肿；炙油涂，主妇人阴疮诸疮，杀虫止痛；酿五倍子煅研，治下血；酿茗叶煨服，治消渴；酿胡蒜煨研饮服，治膈气。"可见鲫鱼有很高的药用价值，是很好的滋补鱼类。

■□ 鲫鱼与高血压

鲫鱼所含有的大量的优质蛋白质及维生素，具有降低血脂及降低血压的功效。其含有的鱼肝油，是护肝养眼的有效成分。鲫鱼炖汤则是妇女（尤其是产妇）的理想滋补食品。

温馨提示

鲫鱼有很多种食用方法，但煮汤饮用具有很好的通乳的功效，其营养成分也较容易被人体吸收。另外，鲫鱼不宜与大蒜同时食用，感冒发热时也不宜食用鲫鱼。

鹌鹑
补五脏，降血压

■□ 小常识

鹌鹑肉性质温平，味道甜美可口，细致爽滑。鹌鹑体型较小，属于雉科鹌鹑属。野生鹌鹑主要分布于中国东北部的黑龙江、吉林、辽宁等地区，而其迁徙则遍布于全国各地。现今，全国各省市都有鹌鹑的养殖。鹌鹑肉及鹌鹑蛋具有解暑抗寒、强筋健骨的功效。

■□ 鹌鹑的营养价值

鹌鹑素有"动物人参"之称。李时珍在《本草纲目》中记载鹌鹑具有"补五脏，益中续气，实筋骨，耐寒暑，消结热"之功效。现代医学及营养学家认为鹌鹑肉具有止咳、止泻的功效。鹌鹑肉及鹌鹑蛋含有丰富的蛋白质和氨基酸，是体质虚弱者的滋补佳品。

■□ 鹌鹑与高血压

鹌鹑蛋和鹌鹑肉属于高蛋白、低脂肪的食物。丰富的蛋白质及氨基酸，还有多种微量元素能够很好地降低胆固醇，具有软化血管、益气补血、降低血压的功效。鹌鹑蛋中含有的卵磷脂及铁等矿物质，能够改善贫血及营养不良等虚弱症状，具有强身健体的功效。

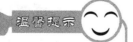

温馨提示

鹌鹑肉和鹌鹑蛋性质温平偏热，中医认为具有"发"的作用，感冒发热及阴虚内火较大者不宜食用。

虾

补肾壮阳，降低血压

■□ 小常识

虾，性质微温，味道清淡甘美。虾有很多种类，如河虾、对虾、龙虾、皮皮虾等，属于节肢动物中的甲壳类。在我国的辽阔水域中，淡水虾和海虾都很多，而对虾就属于我国的特产了。鲜虾具有补肾壮阳、保护血管的功效。

■□ 虾的营养价值

虾具有很高的营养价值，含有丰富的蛋白质、维生素及钾、镁、钠、硒、碘、锰等营养元素。经常食用各种虾类具有增强人体免疫力、镇静安神的作用。

■□ 虾与高血压

虾是人们喜欢的美食，不但含有丰富的营养元素，还具有很高的药用价值。一方面，虾肉中所含有的钾元素，可以有效地调节人体内的钾钠平衡，降低血压；另一方面，虾肉中的镁元素，可以有效地调节人体的心血管系统的活动，降低血液中胆固醇的含量，从而降低血压，防止心脑血管疾病及动脉硬化的发生。

温馨提示

　　虾中丰富的蛋白质如果与水果中的果酸相遇，会降低蛋白质的营养价值，同时还会刺激肠胃，所以虾不能与山楂、苹果等酸性食物同食。虾中的钙、磷等微量元素可以对儿童起到补钙的功用，防止老年人因钙质流失而导致的骨质疏松。孕妇尤其适合食用各种虾。另外，虾仁与俗称"壮阳草"的韭菜同炒，可以起到很好的壮阳效果，尤其适合阳虚的人群食用。

海参
补肾益精，降低血压

■□ 小常识

　　海参性质微寒，因属海洋生物，所以味道微咸，属于海参纲海参属的海洋软体生物，已经有6亿多年的生存历史。因其具有较高的营养价值，与燕窝、鱼翅及人参齐名，而命名为海参，取"海中人参"之意。海参主要分布于我国的南海海域。《本草纲目》中记载海参具有"补肾，益精髓，摄小便，壮阳疗痿"的功效。

■□ 海参的营养价值

　　海参含有丰富的维生素、蛋白质及钙、磷、铁等人体所需的矿物质，还有多种氨基酸，可以有效地消除疲劳，增强人体的抵抗力。海参属于高蛋白、低胆固醇的海洋生物，因此非常适合胆固醇较高的人群食用，具有很好的滋补效果。海参中含有的精氨酸，是男性精细胞的主要构成成分之一，丰富的铁元素又能够起到补血的作用，因此海参具有补血壮阳的功效。

■□ 海参与高血压

　　海参中的海参素是一种活性物质，可以有效地抑制真菌，具有良好的杀菌消炎作用。海参含有极少量的胆固醇，食用海参具有降低胆固醇、降低血压的功效，同时还能起到补血养血的功效。

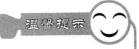

温馨提示

　　因海参具有杀菌消炎的功效，可作为术后的滋补食品。

干果和菌类

大枣

预防贫血，降低血压

■□ 小常识

大枣性属温和，味道酸甜可口，又被叫做干枣、红枣，属于鼠李科枣属植物的果实。我国是大枣的源产地，主要品种有五佛大枣、沧州的金丝小枣、哈密大枣等。在中国的历史中，大枣是"五果"（枣、李、杏、梅、桃）之一，是很好的养生佳品，具有补气安神、补血益气的功效。

■□ 大枣的营养价值

大枣素有"维生素之王"之称，含有丰富的维生素 C、B 族维生素及胡萝卜素、蛋白质及钙、磷、铁等矿物质。大枣具有益气生津，保肝护肝、降低谷丙转氨酶、增强人体免疫力、抗氧化、抗衰老的功效。大枣中含有的黄酮类物质可以防治脑供血不足。

■□ 大枣与高血压

大枣中含有的丰富的芦丁（维生素 P）能够很好地改善毛细血管的通透性，改善人体内的血液循环状况，调节新陈代谢进而增强人体抵抗力，降低血糖，降低血压。大枣中的黄酮类物质除了具有补血的功效外，还能够有效地降低血压，高血压患者尤其适合经常食用大枣。

温馨提示

大枣具有相当好的补血功效，有人戏称其为"女人食物"。女性多食用大枣能起到美容补血的功效。另外，大枣可以调理脾胃，但干燥的枣皮易黏附在肠道上不易排出。虽然食用大枣可能损害牙齿，但食用时一定要细细咀嚼。人食用腐烂的大枣后，会出现中毒状况，所以忌食腐烂变质的大枣。

核桃

养脑降压

■□ 小常识

核桃性属温和，味道微甜，又被称为胡桃、羌桃等，是一年生落叶乔木，属于核桃属胡桃科植物的果实。

早在 7000 年前，我国先祖就已经开始种植核桃了。李时珍在《本草纲目》中记载核桃具有"补气养血，润燥化痰，益命门，处三焦，温肺润肠，治虚寒喘咳，腰脚重疼，心腹疝痛，血痢肠风"等功效。

■□ 核桃的营养价值

核桃含有丰富的营养元素，即大量的蛋白质、维生素等，被誉为延年益寿的上品。核桃中所含有的铬、锰、锌等人体必需的微量元素，具有健脑益智、保护心血管的作用。另外，核桃中所含有的丰富的维生素及不饱和脂肪酸，具有很好的抗氧化、延缓衰老的功效。因此，核桃又被称为"长寿果"。

■□ 核桃与高血压

核桃中所含有的磷脂具有保护脑和神经的功用。不饱和脂肪酸、精氨酸及铬等微量元素可以保护血管，降低血液中血脂及胆固醇的含量，可以起到良好的降压效果，还能够起到预防冠心病及老年痴呆的功用。

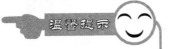

温馨提示

核桃属于温热性质的食品，所以体质内热及火大者慎食。另外，核桃不能与酒及野鸡一同食用。

花生
延年益寿，止血降压

■□ 小常识

花生性质平和，味道清淡微甜，又被叫做落花生、长生果，是一年生草本植物，属于豆科落花生属的果实。花生的原产地位于南美洲的热带及亚热带地区，明朝时传入我国，现今花生在我国各地均有种植，主要产区有辽宁、河北、山东、福建及两广等地区。花生具有滋养生乳、止血补虚、润肺化痰的功效。

■□ 花生的营养价值

花生中含有丰富的维生素，如维生素 C、维生素 E 和维生素 K。花生的红色薄皮及花生中含有的维生素 K 都具有很好的补血功效；微量元素钾、钠、磷、镁、硒、钙等，具有调节人体内血液循环，维持人体正常的新陈代谢的功能。丰富的蛋白质和胡萝卜素，少量的脂肪又使花生具有瘦身减肥的功效。

■□ 花生与高血压

花生中含有的丰富的维生素、蛋白质、微量元素及卵磷脂和不饱和脂肪酸，使得花生具有降脂降压、延缓衰老的功效，因此也有人将花生称为"长生果"。花生中的硒元素与白藜芦醇结合后，可用于治疗动脉粥样硬化，预防心脑血管疾病。

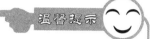

温馨提示

花生中含有的脂肪需要胆汁的参与才能被人体消化吸收，因此肝胆功能不全的患者忌食花生。另外，花生宜熟食，但最好不要油炸，高温会破坏花生中原有的营养素。不宜一次食用太多花生，否则容易发生积食腹胀。

板栗
补肾降压

■□ 小常识

板栗性质温和，味道甘甜芳香，又有人将其称为中国板栗、毛栗、栗子等，属于是多年生的落叶乔木或者灌木，属于山毛榉科栗属。板栗是中国的特产，现在美洲、欧洲均有种植。板栗在我国主要分布于低山丘陵地区，以河北的迁西板栗、河南信阳的罗山板栗最具有代表性。板栗具有治疗肾虚、养脾胃、益气血的功效。

■□ 板栗的营养价值

板栗含有丰富的淀粉、膳食纤维、蛋白质、维生素、胡萝卜素及铁、钙、磷、钾等营养成分及铁等矿物质。其丰富的营养价值又很容易被人体吸收，因此而具有"干果之王"的美称。板栗是一种老少皆宜的干果，可以很好地维持人体的各种正常的生理功能，因此被奉为延年益寿的上品。

■□ 板栗与高血压

板栗中含有的丰富的维生素、膳食纤维及不饱和脂肪酸，可以有效地调节人体中的血液循环、降低血液中血脂及胆固醇含量，还可以有效地降低血压；胡萝卜素及大量的B族维生素、维生素C具有提高人体免疫力、延缓衰老的功用；钙、铁等矿物质及微量元素能够预防骨质疏松、防治心脑血管疾病。

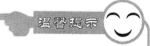

温馨提示

李时珍在《本草纲目》中描述板栗的功用："栗治肾虚，腰腿无力，能通肾益气，厚肠胃也。"足见，板栗具有补肾益气的功效。但是栗子较难消化，所以胃肠功能较差的人群不宜一次性食用过多栗子，以免引起积食腹胀，影响身体健康。

香菇

软化血管，降脂降压

■□ 小常识

香菇性平而偏凉，味道鲜美可口，又叫做冬菇、香蕈等，是一种生长在木材上可以食用的真菌，属于口蘑科香菇属。香菇具有"山珍"的美称，是我国的特产，我国大部分省区都有香菇的分布。香菇具有软化血管、降脂降压、抗癌的功效。

■□ 香菇的营养价值

香菇的营养价值十分丰富，被人们称之为"植物皇后"。其含有丰富的蛋白质、B族维生素及大量的膳食纤维，还有各种氨基酸，如谷氨酸、组氨酸、丙氨酸、苯丙氨酸等。独特的香菇素和香菇酸能够有效地降低人体血液中的胆固醇含量、增强人体的抵抗力，是日常生活中的养生佳品。

■□ 香菇与高血压

香菇是一种十分典型的低脂肪、多维生素、高蛋白的食用菌类。香菇中的各种氨基酸、维生素及矿物质能够有效地调节人体内部的微循环、软化血管、降低血脂及血压，具有预防心脑血管疾病的功效。香菇的菌盖，因其所特有的双链结构的核糖核酸而具有抗癌的功效。

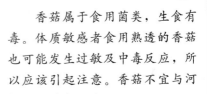

温馨提示

香菇属于食用菌类，生食有毒。体质敏感者食用熟透的香菇也可能发生过敏及中毒反应，所以应该引起注意。香菇不宜与河蟹及胡萝卜同食。

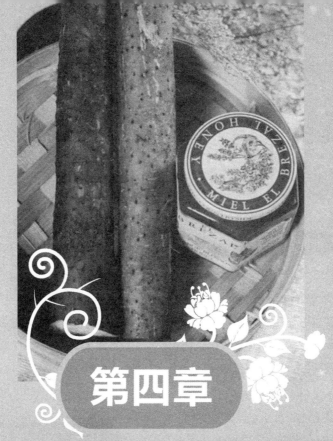

第四章

最经典的降压食疗膳食

素菜系

炒金针菇

■□ 原 料

金针菇 200 克，青椒 1 个，葱、姜和大蒜适量，鸡精、碘盐及料酒各适量（可根据个人口味添加）。

■□ 做 法

① 将金针菇用清水洗净，捞出切去根部，用沸水焯一下，捞出，控净水分；姜、蒜及青椒切成细丝备用。

② 锅置火上，将油烧至四成热时，放入姜丝及蒜丝爆锅，出香味后加入洗好沥干水分的金针菇、青椒，翻炒后根据个人口味加入适量的鸡精、盐及料酒、葱花等，翻炒一会儿出锅即可食用。

■□ 功 效

金针菇中含有丰富的钾元素，可以有效地调节人体内的钾钠平衡，具有降低血脂、降低血压的功效。同时，经常食用金针菇还具有健脑益智的功效。

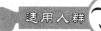
适用人群

炒金针菇十分适合于高血压及糖尿病等患有心脑血管疾病的患者食用。

花生仁凉拌芹菜

■□ 原 料

花生米 250 克，芹菜 250 克，大蒜、精盐、味精及香油各适量。

■□ 做 法

① 先将花生米用清水煮熟，晾凉备用。

② 将芹菜去叶，用沸水焯一下，捞出用凉水过凉后切成 2 厘米左右的小段，将蒜拍成蒜泥。

③ 将煮熟的花生米和切好的芹菜放在瓷质容器内，加入蒜泥、精盐、味精、香油等调料（各种调味料都可根据个人口味适当添加）搅拌均

匀后即可食用。

■□功 效

花生中富含维生素C及多种微量元素，具有很好地降低血清胆固醇、降低血压的功效。芹菜富含膳食纤维、钾元素及多种维生素，具有软化血管、降低血压的功效；而大蒜也具有良好的降压效果。

适用人群

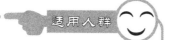

花生仁凉拌芹菜十分适合于高血压病患者及动脉硬化患者食用。

熘胡萝卜丸子

■□原 料

新鲜胡萝卜600克，香菜100克，面粉200克，水淀粉250克，食用油、五香粉、酱油、精盐、葱、姜、蒜末儿各适量。

■□做 法

① 先将新鲜的优质胡萝卜洗净，擦成细丝后剁碎放入容器内备用，香菜切成末儿。

② 加入五香粉、香菜末、精盐、水淀粉及面粉后搅拌均匀做成小丸子。

③ 锅内加入适量的食用油，加热至七成热时将小丸子放入油锅内炸成金黄色待用。

④ 锅内留少许油，将葱、姜、蒜末儿放入锅内炸香后放入酱油及水，开后再用水淀粉勾芡，将炸后的胡萝卜丸子放入锅内搅拌均匀即可食用。

■□功 效

胡萝卜中含有丰富的胡萝卜素及维生素，具有抗氧化、防止衰老的功效。胡萝卜中的氨基酸能够有效地降低血压。

适用人群

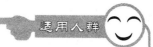

熘胡萝卜丸子尤其适合高血压病患者及女性食用。

炒三丝

■□原 料

鲜平菇150克，黑木耳（水发）50克，扁豆150克，姜丝、葱花、鸡精、精盐、食醋、食用油各适量。

■□ 做　法

① 鲜平菇去除杂质后洗净，在沸水中焯透，待凉后切丝备用。

② 水发黑木耳洗净后切成丝备用。扁豆去除边筋洗净，然后放入沸水中焯熟后切丝备用。

③ 炒锅中放入食用油，烧热后将姜丝、葱花放入锅中，待炸出香味后将黑木耳丝、扁豆丝和平菇丝一同放入锅中翻炒，再根据个人口味加入适量的鸡精、精盐、食醋等调味品，翻炒片刻盛入盘中即可食用。

■□ 功　效

黑木耳中含有丰富的蛋白质及维生素，具有防止血栓形成的功效，能够有效地降低血压。平菇及扁豆也都是很好的降压食品。

适用人群

适合于高血压及脑血栓等心脑血管疾病患者食用。

银丝黄瓜

■□ 原　料

鲜黄瓜 350 克，粉丝 300 克，大蒜、食盐、味精、食醋、香油及白糖各适量。

■□ 做　法

① 将鲜黄瓜去皮，洗净后用刀拍碎，切成小块备用。

② 将粉丝在沸水中焯透，过凉水后盛入盘子待用。

③ 将大蒜捣成蒜泥备用。

④ 将切成小块的黄瓜及焯好的粉丝放入瓷质容器内，加入蒜泥、食盐、味精及白糖和食醋、香油搅拌均匀即可食用。

■□ 功　效

黄瓜的主要成分为糖类，并且含有丰富的维生素，具有美容养颜、抗衰老的功效。黄瓜中的微量元素还具有降低血糖、降低血压的功效。柔润爽滑的粉丝中含有丰富的膳食纤维及钾、铁等微量元素及矿物质，也能够起到预防缺铁性贫血、降低血压的功效。

适用人群

银丝黄瓜非常适合高血压及患有缺铁性贫血的人群食用，也可以作为美容瘦身的日常食品。

清炒西瓜皮

■□ 原　料

新鲜西瓜皮 300 克，姜蒜、食盐、味精及植物油各适量。

■□ 做　法

① 将准备好的西瓜皮处理好，去掉西瓜皮的外皮，留下内部较为脆嫩的部分，切成小薄片备用。

② 将大蒜及姜切成细丝备用。

③ 炒锅中加入适量的植物油，加热后放入姜丝及蒜丝，煸出香味后，放入切好的西瓜皮，加入适量的味精、食盐，大火翻炒片刻盛入容器内即可食用。

■□ 功　效

西瓜具有十分明显的利尿降压的功效，西瓜皮中的营养成分也十分丰富，含有大量的膳食纤维、蛋白质及叶绿素、胡萝卜素、硫酸铵等，具有很好的抗坏血、补血及降低血压的功效。

注意在制作清炒西瓜皮的过程中要尽量少加入调味品，翻炒时间也不宜过长以保持西瓜皮中的原有成分。

适用人群

清炒西瓜皮，清淡可口，老少皆宜。尤其适合免疫力较差及高血压病患者食用。

番茄焖冬瓜

■□ 原　料

番茄 3 个，冬瓜 600 克，生姜、大蒜、葱花、鸡精、食盐、食用油各适量。

■□ 做　法

① 将番茄洗干净后，去蒂，切成块备用。

② 将冬瓜去皮、去籽后切成小块备用。

③ 将大蒜、生姜等切成细丝。

④ 炒锅中加入适量的食用油，加热后放入姜丝和蒜丝，煸出香味后加入番茄大火翻炒一会儿。

⑤ 然后放入冬瓜，加入食盐、鸡精等调味料大火翻炒一会儿加入适量的水，将锅盖好焖至冬瓜熟透，撒上葱花即可食用。

■□ 功　效

冬瓜因其不含有脂肪而被认为是

名副其实的低热量的清淡食品。其含有丰富的维生素及微量元素而具有极好的降低血脂、降低血压的功效。番茄中的番茄红素及维生素十分丰富，与热油接触后，人体吸收的是番茄红素，对降低血压效果更好。

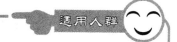

适用人群

番茄焖冬瓜适合于高血压及有瘦身意向的人群食用。

拔丝苹果

■□ 原　料

苹果3个（可根据大小自行调节数量），白砂糖100克，食用油500克，炒熟的芝麻适量，鸡蛋1个，淀粉150克。

■□ 做　法

① 将苹果洗净，去皮、去核后切成方形小块备用。

② 将鸡蛋打碎盛入碗中，然后将淀粉放入盛鸡蛋的碗中，加入适量的清水搅拌均匀。

③ 将切好的苹果块在搅拌好的碗中挂糊。

④ 锅中加入食用油，油热至七成熟时，将挂好糊的苹果块放入油锅中，炸至外皮发脆、表面金黄时捞出沥油。

⑤ 锅中留少量油，加入白糖，用勺子均匀地搅拌至白砂糖熔化并呈浅黄色伴有黏丝时，将已经炸好的苹果放入锅中翻炒，并撒上芝麻，即可出锅。

■□ 功　效

苹果是一种老少皆宜的水果。其所含有的丰富的维生素C及大量的矿物质，可以有效地降低血压，经常食用苹果还可以达到美容瘦身的效果。

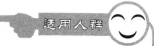

适用人群

拔丝苹果适合于高血压病患者及体内维生素缺乏的人群食用。

醋熘土豆丝

■□ 原　料

土豆2个，青椒1个，干红辣椒2个，大蒜、花椒、鸡精、食盐、食醋、食用油各适量。

■□ 做　法

① 将土豆去皮、洗净切成细丝，

青椒及大蒜洗净，切成细丝备用。

② 将切好的土豆丝放入加醋的清水中浸泡一会儿（若较喜欢清脆的土豆丝就多浸泡一会儿），然后清洗几次，沥干水分。

③ 锅中加入食用油，当油达到三成热时放入花椒炸香，然后将花椒拣出。

④ 再次开火，油热至七成时，将干红辣椒及切好的大蒜放入锅中，煸香后放入沥干的土豆丝大火翻炒。

⑤ 再有顺序地加入食醋及食盐、鸡精等调味品，最后加入切成细丝的青椒大火翻炒片刻，盛出即可食用。

■□ 功　效

土豆中含有丰富的蛋白质及维生素，有易被人体消化吸收的特点。土豆中大量的钾元素，具有维持人体内钾钠平衡，促进钠排出体外，从而软化血管，达到降低血脂、降低血压的功效。

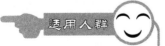
适用人群

醋熘土豆丝尤其适合于高血压病患者及脾胃虚弱的人群作为日常的调理菜肴。

青椒海带丝

■□ 原　料

水发海带 350 克，大青椒 100 克，大蒜、食盐、鸡精、麻油、食醋各适量（可根据个人口味适当添减）。

■□ 做　法

① 将大青椒洗净后，去除后蒂及瓤，切成细丝，在沸水中焯一下，捞出沥水备用。

② 将水发的海带丝洗净后切成细丝，用沸水略微烫一下，捞出沥水备用。

③ 将大蒜捣成蒜泥备用。

④ 将焯好的青椒和烫好的海带丝一同放入容器中，加入蒜泥、鸡精、食盐、食醋及麻油等各适量，搅拌均匀即可食用。

■□ 功　效

海带中含有丰富的蛋白质及碘、钙、钾等微量元素及铁等矿物质，可以有效地调节人体内的血液循环，降低血液中血清胆固醇的含量，起到降低血压的作用。青椒中的膳食纤维及维生素也可以起到降低血压的功效。青椒海带丝还具有止咳平喘、除热利水的功效。

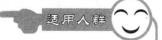
适用人群

青椒海带丝适合于高血压及咳喘的人群食用。

炒三泥

■□ 原 料

山药 500 克，新鲜豌豆 750 克，熟枣泥 200 克，食用油、白糖、桂花卤各适量。

■□ 做 法

① 将山药洗净蒸熟，去皮，擦成泥备用。

② 新鲜豌豆去壳煮熟，待冷却后擦成泥。

③ 锅内放入食用油，热后放入枣泥及白糖同炒，将水分炒干后加入少许油炒至酥松，盛入盘子一角。

④ 将锅洗净，放入油，油热后将山药泥炒干，然后再加入油、糖及桂花卤同炒，炒至返沙（翻沙）后盛入盘子另一角。

⑤ 锅洗净加入油，油热后将豌豆泥炒干，再加入少许油、白糖及桂花卤，以大火翻炒片刻，出锅后盛入

盘子另一角即成。

■□ 功 效

山药、大枣及豌豆都含有降低血压的成分，可以有效地调节血液循环、降低血清胆固醇、降低血脂、降低血压。

适用人群

炒三泥适合大众人群，尤其适合高血压病患者食用。

银耳香菜豆腐

■□ 原 料

嫩豆腐 300 克，银耳 50 克，香菜10 克，食盐、鸡精、湿淀粉各适量。

■□ 做 法

① 将在冷水中浸泡过的银耳去除多余杂质洗净，然后放在锅中的沸水中焯透后捞出，沥干水分，在炖盘中铺好银耳备用。

② 将摘洗干净的香菜切成小碎叶备用。

③ 将洗净的嫩豆腐压成豆腐泥，加入湿淀粉，再加入鸡精、食盐等调料，搅拌均匀后盛入瓷碗中，撒上切

65

好的香菜在蒸锅中蒸 4～5 分钟，然后取出放在炖盘中的银耳上备用。

④ 在锅中适量的汤煮沸后依据个人口味加入各种调味料，然后用备用的湿淀粉勾芡，淋在放置银耳和豆腐的炖盘中即可食用。

■□ 功　效

银耳香菜豆腐具有滋阴、活血、降压的功效。豆腐中含有丰富的大豆卵磷脂，具有阻止血液中血栓形成、降低血压的功效。银耳更具有滋阴降压的功效。

适用人群

银耳香菜豆腐适合于阴虚阳亢型的高血压病患者作为日常滋补的菜肴。

清炒苦瓜绿豆芽

■□ 原　料

苦瓜 200 克，绿豆芽 100 克，大蒜、白醋、食盐、鸡精及食用油各适量。

■□ 做　法

① 将苦瓜洗净后切成丝，然后

用盐略微腌一下备用。

② 将蒜切成细丝备用。

③ 将绿豆芽洗干净后，沥水备用。

④ 食用油入锅，烧热后加入切好的大蒜丝，炸出香味后加入腌好的苦瓜大火煸炒几下。

⑤ 然后再加入沥干的绿豆芽翻炒，之后加入适量的白醋、鸡精、食盐等调味品，翻炒入味后盛盘即可食用。

■□ 功　效

苦瓜具有很好的降火功效，是理想的降火蔬菜。绿豆芽中含有丰富的维生素及多种微量元素又具有很好的降压功效。

适用人群

清炒苦瓜绿豆芽是一道清淡的降火菜，适合于肝火过旺的高血压病患者食用。

冬笋炒荠菜

■□ 原　料

荠菜 150 克，熟冬笋 350 克，熟胡萝卜 20 克，大蒜、鸡精、食盐、植物油、鸡汤、水淀粉各适量。

① 荠菜择洗干净后，用沸水汆一下，捞出并放在凉水里过一下，然后挤出荠菜中的水分，切成碎末儿，备用。

② 将冬笋切成劈柴的形状备用。将熟胡萝卜切成碎末儿，大蒜切成碎末儿，备用。

③ 将食用油放入锅中，烧热后加入蒜末儿，煸出蒜香味后，放入冬笋大火略炒，加入鸡精、食盐等调味品，再放入鸡汤，待烧开后用水淀粉勾芡，然后放入荠菜末、胡萝卜末儿。盛出装盘即可食用。

荠菜中含有的乙酰胆碱和维生素及多种化合物可以降低血液中的甘油三酯及胆固醇的含量，是有效的降压食物。

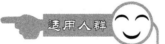

冬笋炒荠菜适合于高血压及高胆固醇的人群食用。

炒三冬

冬笋 120 克，绿冬菜 120 克，水

发冬菇 120 克，鸡精、食盐、食用油、花椒油、湿淀粉、清汤及料酒各适量。

① 将绿冬菜洗净，用沸水汆一下，沥干水分备用。

② 将冬笋洗净切成长 3 厘米、宽 1 厘米的片，冬菇洗净也切成同样大小的片备用。

③ 锅中放入食用油，加热至八成热时，放入冬菇、冬笋和绿冬菜大火煸炒。

④ 然后加入食盐、料酒及清汤煸炒 3 分钟左右，再加入鸡精，用湿淀粉勾芡后浇上花椒油，翻炒均匀盛盘即可食用。

冬菇是一种低糖、低脂肪、富含膳食纤维，无胆固醇的食用菌，它能够促进血压循环、降低血压。冬笋和绿冬菜中所含有的维生素及叶绿素也都可以调节人体内的微循环，缓解高血压症状。

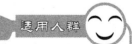

炒三冬适合于高血压及血液循环较慢的人群食用。

第四章　最经典的降压食疗膳食

玉竹茄子煲

■□ 原　料

茄子 280 克，玉竹 60 克，猪精瘦肉 100 克，食用油、大蒜、葱白、鸡精、食盐、清汤、黄酒及酱油各适量。

■□ 做　法

① 将茄子洗净之后，切成方块，放在清水中浸泡大约 10 分钟，备用。

② 将玉竹洗净放在沸水中煮两次，然后取浓汁 100 毫升，备用。

③ 将猪精瘦肉剁成肉泥备用。

④ 将大蒜剁成蒜泥，葱白切成丝，备用。

⑤ 将浸泡过的茄子放在沸水中煮至发软后捞出，再放在油锅中爆炒几下。

⑥ 将砂锅放在武火上，将炒好的茄子、猪肉泥及适量的黄酒、蒜泥和清汤放入砂锅中，煮至汤浓。

⑦ 倒入备好的玉竹汁，加上鸡精、食盐、葱白和酱油各适量，用文火煮至香熟即可食用。

■□ 功　效

玉竹具有养血滋阴、清热解表、健胃润肠的功效；同时又能起到降低血糖、降低血压的功效。

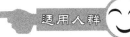

玉竹茄子煲尤其适合阴虚型的高血压病患者及经常便秘的人群食用。

荸荠烧黑木耳

■□ 原　料

荸荠 200 克，水发黑木耳 100 克，大蒜、清汤、鸡精、食盐、酱油、白砂糖、黄酒、湿淀粉、食用油各适量。

■□ 做　法

① 将荸荠洗净，切成小薄片，备用。

② 将水发黑木耳择洗干净，撕成适中的小块，备用。

③ 将大蒜切成小块儿，备用。

④ 锅中加入食用油，放入切好的大蒜煸出香味后将荸荠片及黑木耳片同时放入锅中煸炒片刻。

⑤ 加入清汤、酱油、白砂糖及黄酒等调味品，改用文火慢炖至汤汁较为浓稠时再加入鸡精和食盐，然后

用湿淀粉勾芡，出锅即可食用。

■□ 功　效

荸荠含有多种维生素及矿物质，具有健胃消食、清热化痰的功效。黑木耳含有丰富的蛋白质和卵磷脂及胡萝卜素、维生素等营养成分，具有养血降压的功效。

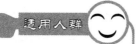

荸荠烧黑木耳尤其适合于血液黏稠、高血脂及高血压病患者作为日常饮食之用。

玉兰片炒口蘑

■□ 原　料

水发玉兰片 200 克，水发口蘑100 克，生姜丝、葱花各 5 克，素鲜汤、食盐、白醋、鸡精、白胡椒粉和黄酒、湿淀粉及食用植物油各适量。

■□ 做　法

① 将口蘑去除根部，切成适中的片，放在沸水中焯一下捞出，备用。

② 将玉兰片切成薄片放在沸水中焯一下捞出，备用。

③ 将植物油放入锅内烧热，再

将姜丝及葱花加入锅中煸出香味。

④ 将玉兰片及口蘑片一起倒入锅中，同时加入鸡精、食盐、白胡椒粉及黄酒翻炒几下，入味后加入素鲜汤，然后用湿淀粉勾芡，出锅即可食用。

■□ 功　效

玉兰片中含有丰富的钾元素，可以有效维持人体内的钾钠平衡，起到良好的降压效果。口蘑则含有丰富的蛋白质、膳食纤维及钾、磷、铁等矿物质及微量元素、大量的氨基酸及维生素 C，长期食用，能够有效降低血清胆固醇和血压，是高血压病患者的理想食品。

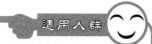

玉兰片炒口蘑适合于高血压病及高胆固醇患者食用。

柠檬白菜

■□ 原　料

大白菜 100 克，海带芽 15 克，柠檬 10 克，红辣椒 1 个，湿淀粉及食用植物油各适量。

■□ 做　法

① 将大白菜洗净、切成丝，放入沸水中余至熟透，捞出沥干水分，备用。

② 将海带芽放入沸水中余至熟透，捞出沥干水分，备用。

③ 将红辣椒洗净，去籽后切成细丝，备用。

④ 将柠檬洗净，去皮后切成丝，备用。

⑤ 将食用油入锅、烧热，将大白菜、海带芽及红辣椒丝翻炒几下，加入适量的清水。

⑥ 加入柠檬丝，用湿淀粉勾芡，出锅即可食用。

■□ 功　效

柠檬中含有丰富的营养元素，如维生素、柠檬酸等有机酸，还有大量的膳食纤维及矿物质，具有良好的杀菌止血的功效，可以有效地预防及治疗高血压。白菜中含有十分丰富的维生素及糖类，是降脂的理想蔬菜。

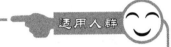
适用人群

柠檬白菜适合于身体抵抗力较弱及高血压病患者食用。

荤菜系

炸茄合

■□ 原　料

鲜嫩的长茄子 300 克，瘦肉馅 125 克，鸡蛋 2 个，面粉 75 克，葱姜蒜末儿、鸡精、食盐、料酒及植物油各适量。

■□ 做　法

① 将嫩茄子洗净后去蒂、去皮，将茄子切成厚片，再在厚片中间切出一条缝备用。

② 将葱姜蒜末儿加入肉馅中，再加入半个鸡蛋搅拌均匀。然后加入鸡精、食盐、料酒等调料。

③ 将剩下的鸡蛋加面粉搅成糊状。

④ 将搅拌好的肉馅用勺放入切好备用的茄子片中后，将茄夹放在面糊中沾满。

⑤ 锅中食用油烧至七成热时，将沾满面糊的茄夹放入锅中，炸至金黄色时捞出，沥干油盛盘即可食用。

■□ 功　效

茄子中含有的丰富的芦丁（维生素 P）具有保持血管弹性、维护心脑血管正常的功能，可以有效地降低血压，与含有丰富优质蛋白质的瘦肉搭配，还可以补充人体热量。

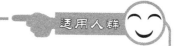
适用人群

炸茄合尤其适合高血压病及动脉硬化患者食用。

百合炒鲜贝

■□ 原　料

鲜贝 50 克，百合 50 克，芹菜 100 克，葱、姜、食盐、酱油、料酒、食用植物油各适量。

■□ 做　法

① 将百合洗净后，在沸水中汆至熟透，捞出备用。

② 将鲜贝洗净后切成薄片，

备用。

③ 将芹菜择好洗净后切成小段儿，备用。

④ 将姜切成薄片、葱切成葱花，备用。

⑤ 将植物油放入锅内，烧至七成热时放入姜片及葱花，煸出香味后将鲜贝、百合和芹菜同时放入翻炒几下，再加入食盐、酱油、料酒等炒至熟透，出锅即可食用。

■□ 功　效

百合含有丰富的蛋白质及维生素等成分。中医认为百合具有清热止咳、润肺养阴、宁心安神的功效。鲜贝中含有的代尔太 7-胆固醇和 24-亚甲基胆固醇，具有降低血清胆固醇及血压的功效。

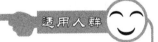

百合炒鲜贝适合于胆固醇、血脂及血压较高的人群食用。

荸荠炒肉片

■□ 原　料

荸荠 100 克，猪瘦肉 100 克，熟冬笋 100 克，胡萝卜 50 克，鸡精、食盐、大蒜、酱油、湿淀粉及食用植物油各适量。

■□ 做　法

① 将荸荠洗净去皮后切成片，备用。

② 将猪瘦肉洗净后、切成片，然后加入酱油等调味料及淀粉拌匀上浆，备用。

③ 将胡萝卜、熟冬笋及大蒜都切成片备用。

④ 将植物油入锅，烧热后放入大蒜，煸出香味后，放入肉片，将肉片炒散开后盛出。

⑤ 锅中留少许油，烧热后将荸荠片及胡萝卜片、冬笋片放入煸炒，原料炒熟后再将肉片倒入，加入鸡精及食盐翻炒几下，出锅即可食用。

■□ 功　效

荸荠中含有丰富的维生素、有机酸及多种微量元素，很容易被人体吸收。中医认为，荸荠具有凉血止血、降低血压的功效。

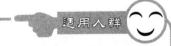

荸荠肉片适合于高血压病患者及血热的人群食用。

葱头鸡翅肉块

■□ 原　料

葱头 2 个，番茄 1 个，陈皮末儿适量（以 1 克为宜），鸡翅肉 350 克，大蒜、生姜、豆瓣酱、鸡精、食盐、白砂糖、酱油、料酒、食用油各适量。

■□ 做　法

① 将鸡翅肉洗净切块，然后加入陈皮末儿、料酒及酱油稍微浸渍一会儿，备用。

② 将大蒜洗净切丝，生姜去皮、洗净、切片，备用。

③ 将番茄洗净后切碎，放在碗中，备用。

④ 将葱头去皮洗净后切成 4 块，备用。

⑤ 将豆瓣酱、番茄、白砂糖、食盐、鸡精及 400 毫升清水混合调匀。

⑥ 将食用油加入锅中，烧热后加入蒜丝及生姜片煸出香味，加入鸡翅肉炒至黄色后，加入已经调好的混合料和葱头，用文火炖 20 分钟，出锅即可食用。

■□ 功　效

葱头中含有丰富的维生素及微量元素，具有降低血脂、降低血压的功效，和含有丰富优质蛋白质的鸡蛋搭配，还可以补充人体能量。

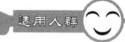

适用人群

葱头鸡翅肉块尤其适合于高血脂及高血压病患者食用。

银芽炒兔肉丝

■□ 原　料

兔肉 300 克，绿豆芽 150 克，鸡蛋 2 个，泡椒、香菜、葱姜丝、白砂糖、鸡精、食盐、料酒、胡椒粉、淀粉及食用油各适量。

■□ 做　法

① 将兔肉洗净切成细丝，然后加上食盐、蛋清、料酒及淀粉搅拌均匀，备用。

② 将香菜洗净去除叶子切成段，泡椒切成丝，备用。

③ 将绿豆芽放在沸水中焯透，捞出备用。

④ 将食盐、鸡精、胡椒粉、水

淀粉及白砂糖调成汁，备用。

⑤ 将食用油入锅，烧热后将挂好浆的兔丝滑熟后倒出控油。

⑥ 锅内留少许油，放入葱姜丝煸出香味，加入绿豆芽、兔丝、泡椒丝、香菜段翻炒几下，再加入调好的碗汁，翻炒均匀后，装盘即可食用。

■□ 功 效

兔肉是高蛋白质、低脂肪、低胆固醇的健康肉类，具有健脑益智、降低血压的功效。绿豆芽中丰富的维生素及糖类是降低血脂及血糖的理想蔬菜。

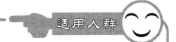

银芽炒兔丝十分适合于高血压病及脑血栓患者食用。

洋葱肉丝

■□ 原 料

洋葱300克，猪瘦肉150克，鸡精、食盐、酱油、淀粉、花椒油及鲜汤、食用油各适量。

■□ 做 法

① 将猪肉洗净后，切成细丝放

在碗中，然后加入食盐、酱油、淀粉及鲜汤等搅拌均匀，备用。

② 将洋葱洗净后切成细丝，备用。

③ 在锅中加入食用油，油烧热至七成时放入肉丝炒熟后，装盘放在一边。

④ 锅中留少许油，将洋葱丝放入，加入食盐等调料，接近炒熟时再将炒熟的肉丝放入，同时加入鸡精、花椒油，翻炒几下，盛盘即可食用。

■□ 功 效

洋葱中所含有的挥发油具有很好的降脂、降压的功效，另外，洋葱还具有化痰清热的功用。猪瘦肉则含有丰富的蛋白质及脂溶性维生素，具有很好的滋阴益气的功效。

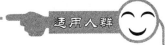

洋葱肉丝适合于高血压病、高血脂及糖尿病患者食用。

荷叶粉蒸鸡

■□ 原 料

童子鸡1000克（约1只），荷叶14片，粳米130克，酱油、料酒、白糖、生姜、葱花、鲜汤及荤油（猪板油）、八角、丁香、桂皮各适量。

■□ 做　法

① 将鸡肉平均分成 12 块，猪板油切成适中的 12 小块，同时放入容器内，加入姜末儿、葱花、料酒及酱油浸渍约 30 分钟，备用。

② 将荷叶洗净后，去掉背面老筋，切成扇面形的 14 块，在沸水中略氽一下，擦干备用。

③ 将粳米淘洗干净，放入炒锅，同时放入八角、丁香、桂皮等炒到呈金黄色时盛出，将桂皮、八角及丁香拣出后碾成粗米粉，并去除杂质。

④ 将准备好的粳米粉放在容器内，加入白砂糖、酱油和鲜汤搅成黏稠状，然后将浸渍好的鸡块及猪板油放在糊糊中搅拌均匀。

⑤ 然后将其放在铺有一整张荷叶的盘子内，再在上面盖好一张荷叶，放入蒸锅蒸半小时直至其酥烂时取下。

⑥ 将剩下的 12 张荷叶平铺（背面朝上）在案板上，然后将蒸好的鸡肉平均放在荷叶上，包成长方形后排列在盘子中，再蒸约 5 分钟后取出即可食用。

■□ 功　效

鸡肉中的蛋白质及卵磷脂含量较高，具有强身健体的功效。粳米中含有的蛋白质、维生素、糖类及钾、磷、铁等微量元素及矿物质具有健脾和胃、活血的功效。

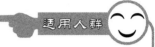

荷叶粉蒸鸡适合于高血压及脾胃虚弱的人群食用。

海马炖乌鸡

■□ 原　料

乌鸡 1 只，海马 1 只，葱、姜块、食盐、鸡精、料酒及胡椒粉各适量。

■□ 做　法

① 将乌鸡宰杀后剁成小块，放入沸水中烫一下，捞出沥干水分，备用。

② 将葱切成段，姜块拍碎，备用。

③ 锅中加水烧沸，然后加入沥干的乌鸡块、海马、葱段、姜及料酒等，在砂锅中小火慢炖约 40 分钟后，再加入食盐、鸡精、胡椒粉等调味料，然后再小火慢炖 10 分钟后即可食用。

■□ 功 效

乌鸡具有养血生精的功效，是滋补佳品，同时具有降低血压的功效。而海马含有丰富的氨基酸、硬脂酸等成分，具有强身健体、消炎止痛的功效。

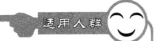

适用人群

海马炖乌鸡适合于体质虚弱者及高血压病患者食用。

山楂肉片

■□ 原 料

猪腿肉 250 克，山楂 120 克，鸡蛋 3 个，荸荠 30 克，白糖、豌豆淀粉、小麦面粉、猪油、植物油各适量。

■□ 做 法

① 将猪腿肉切成长 3 厘米左右、宽 7 厘米左右的薄片，备用。

② 将山楂去核儿后用水煮开，然后取浓汁 100 毫升，备用。

③ 将蛋清与面粉及淀粉调成糊状，再将切好的肉片放入，均匀地蘸上糊糊。

④ 将荸荠洗净后，切成较厚的片，备用。

⑤ 将植物油热至五成时，逐片将蘸糊的肉下锅炸至肉片表面呈现黄白色并胀起时捞出。

⑥ 将锅内加入约半碗的水，再加入适量的白砂糖搅拌均匀。

⑦ 糖汁较浓时倒入准备好的山楂汁和少许猪油，搅拌均匀后倒入肉片和荸荠片同时翻炒，红汁以能包住肉片为宜。

■□ 功 效

山楂具有开胃健食的功效；同时又具有降脂、降压的功用。

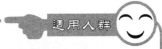

适用人群

山楂肉片适合于消化不良、高血脂、高血压病患者食用。

苹果鸡丁

■□ 原 料

鸡胸脯肉 200 克，洋葱 40 克，苹果 80 克，青椒 20 克，食盐及食用植物油各适量。

■□ 做 法

① 将鸡胸脯肉切成小块，然后用油微炸一下，捞出备用。

② 将青椒及洋葱洗净后切成与鸡块大小相同的小块，备用。

③ 将苹果洗净以后，切成小块儿，然后放在盐水里浸泡一下，备用。

④ 将食用植物油加热后，放入洋葱和青椒，煸出香味后放入鸡胸脯肉及食盐翻炒几下，要出锅前将泡好的苹果放入，炒拌均匀后即可出锅食用。

■□ 功 效

苹果、鸡肉及洋葱都具有良好的降压效果，三者同炒并没有破坏其有效的营养成分，具有很好的降脂、降压的功效。

适用人群

苹果鸡丁适合于高血压病患者及感冒的人群食用。

肉片番茄炒扁豆

■□ 原 料

猪瘦肉 100 克，扁豆角 100 克，番茄 100 克，大蒜、食盐、酱油及植物油各适量。

■□ 做 法

① 将猪肉洗净后，切成薄片，备用。

② 将番茄洗净后去除籽和皮，然后切成块，备用。

③ 将扁豆角洗净后切成短段，大蒜拍碎，备用。

④ 将植物油入锅，油热后将肉片放入锅中煸熟，盛出备用。然后再将大蒜放入，煸出香味后放入扁豆角。

⑤ 待扁豆角即将熟软时放入番茄和肉片及各种调味料，翻炒均匀，盛出即可食用。

■□ 功 效

番茄中的番茄红素及维生素具有软化血管、降低胆固醇的功效。而扁豆中膳食纤维及钾等微量元素具有调节体内钾钠平衡、维持并降低血压的功效。

适用人群

肉片番茄炒扁豆适合于患有高血压病及心脑血管疾病的患者食用。

虾子炒春笋

■□ 原 料

春笋 300 克，虾子 10 克，鸡精、食盐、芝麻、酱油、料酒、食用油、湿淀粉及清汤各适量。

■□ 做　法

① 将春笋截梢去根，自上而下剥去笋皮，在沸水中汆一下后切成长 3 厘米、宽 1.5 厘米的薄片，备用。

② 将虾子用凉水漂去杂质，然后沥干水分，备用。

③ 将食用油入锅，烧至约六成热时，放入备好的虾子稍微煸一下。

④ 然后放入切好的春笋片，同时放入芝麻、食盐、酱油、鸡精、料酒及清汤等，翻炒几下用湿淀粉勾芡后盛出，即可食用。

■□ 功　效

春笋中含有的氨基酸及维生素，具有扩张血管、增强身体抵抗力的功用。虾子中的蛋白质及其他营养成分具有增强身体免疫力、降低血压及血脂的功效。

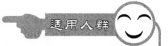

适用人群

虾子炒春笋适合于高血压病、动脉硬化及脑血栓等心脑血管疾病的患者食用。

天麻焖鲤鱼

■□ 原　料

鲤鱼 600 克，明天麻 25 克，天南星 10 克，红辣椒 2 个，食醋、食盐、鸡精、酱油、葱花、姜片及调和油各适量。

■□ 做　法

① 将鲤鱼去鳞除杂，抽去背部的银丝筋，然后切成长形块状，再用适量的酱油、食醋及食盐浸上，备用。

② 将红辣椒洗净切丝，备用。

③ 将天南星洗净后用纱布包好，然后将天麻及天南星在沸水中煮约 30 分钟（天南星拣出不用）。

④ 将浸好的鲤鱼在油锅中略炸一下，然后放入天麻汤、姜片、辣椒丝，用文火焖至飘香，然后根据个人口味加入适量的鸡精、食盐、酱油、葱花调味，出锅即可食用。

■□ 功　效

天麻具有祛风的功效。而鲤鱼中含有丰富的蛋白质，具有降低血脂及血压的功效。

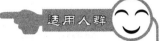

天麻焖鲤鱼适合于高血压病患者及肝肾两虚的人群。

虾米萝卜丝

■□ 原　料

白萝卜 400 克，虾米 60 克，干红辣椒 2 个，鸡精、食盐、大蒜、生姜、料酒及植物油各适量。

■□ 做　法

① 将白萝卜及生姜、大蒜洗净后切成细丝，干红辣椒切成小片，备用。

② 将虾米用水泡胀后捞出，沥干水分，备用。

③ 将萝卜丝放在沸水中焯一下，然后捞出沥干水分，备用。

④ 将植物油倒入炒锅，待油热，将蒜丝及生姜丝放入，煸出香味后将萝卜丝、虾米及干红辣椒片同时放入，翻炒几下，加入鸡精、食盐及料酒等调味料，翻炒均匀即可出锅食用。

■□ 功　效

白萝卜中含有丰富的蛋白质、膳食纤维及维生素、矿物质等营养成分，具有消食润肺、降低血清胆固醇的功效。虾米中含有的氨基酸具有软化血管、降低血脂的功效，可以起到降低血压的效果。

虾米萝卜丝适合于高血压病及脾胃虚寒、肺热咳嗽的患者食用。

姜泥猪肉

■□ 原　料

生姜 15 克，猪瘦肉（最好是后腿肉）100 克，食醋、酱油（无盐）各适量。

■□ 做　法

① 将猪瘦肉洗净后，放入沸水中煮至水沸，然后转成文火再煮 15 分钟左右，关火后在热汤中浸泡一会儿（15 分钟左右为宜）。

② 将生姜洗净去除皮后，磨成姜泥，然后加入食醋及酱油，搅拌均匀。

③ 将煮熟的猪肉捞出过凉水，然后切成工整的薄片，淋上姜泥或者

蘸食姜泥均可。

装盘，同时放入绿花椰菜即可食用。

■□ 功　效

生姜具有驱寒抗菌、抗衰老的功效。

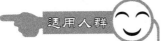

姜泥猪肉适合于高血压病患者及体质虚寒、寒性痛经的女性食用。

■□ 功　效

冰糖鸡肝是调理高血压较为常用的菜品，因其原料容易得到，工序较为简单，可以作为日常调理之用。

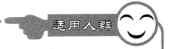

冰糖鸡肝适合于高血压病及贫血患者食用。

冰糖鸡肝

■□ 原　料

鲜鸡肝 100 克，绿花椰菜 80 克，冰糖 25 克，酱油（无盐）适量。

■□ 做　法

① 将鸡肝洗净后，入沸水中汆一会儿，捞出，沥干水分，备用。

② 将绿花椰菜洗净后放入沸水中汆一下，然后捞出，沥干水分，备用。

③ 将冰糖及酱油放入锅中，用中火慢熬成汤汁，备用。

④ 在熬好的汤汁中加入汆好的鸡肝，然后用文火煮至鸡肝将汤汁收干，盛出，凉了以后切成适中的薄片

彩蔬肉片

■□ 原　料

小黄瓜 30 克，香菇 20 克，莲子 20 克，胡萝卜 20 克，红甜椒 20 克，猪肉片 30 克，大蒜、湿淀粉及橄榄油适量。

■□ 做　法

① 将小黄瓜、香菇洗净后切成小片，红甜椒洗净后去籽切成适中的小片，胡萝卜洗净后去皮、切成适中的薄片，备用。

② 将莲子放入水中浸泡 2 小时左右，再放入蒸锅中煮熟，备用。

③ 将大蒜去皮后，切成小块，备用。

④ 将猪肉片放入沸水中氽至其熟透时，捞出，沥干水分，备用。

⑤ 将黄瓜片、胡萝卜片、香菇片、红甜椒片分别放入沸水中氽一下，捞出沥干水分，备用。

⑥ 将橄榄油放入炒锅中，待其热后加入大蒜，煸出香味后将香菇片、胡萝卜片、黄瓜片、甜椒片及肉片等同时放入炒锅中翻炒几下，最后加入湿淀粉勾芡，盛盘即可食用。

■□ 功 效

彩蔬肉片营养丰富，色泽鲜艳，既含有动物蛋白等成分，又含有蔬菜的维生素及糖类等人体所需的营养元素，具有降低血压及胆固醇的功效。

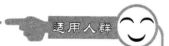

适用人群

彩蔬肉片适合于高血压病患者及身体免疫能力较差的人群食用。

苦瓜镶肉

■□ 原 料

苦瓜 60 克，猪肉馅 70 克，鸡蛋 2 个，黑木耳、胡萝卜、食盐、鸡精、胡椒粉及食用植物油各适量。

■□ 做 法

① 将苦瓜洗净后切成段，将其瓤掏空，备用。

② 将胡萝卜及黑木耳洗净后切成碎末儿，备用。

③ 将肉馅、胡萝卜末儿、黑木耳末儿、鸡蛋清、食盐、鸡精、胡椒粉及食用植物油同时放入容器内搅拌均匀，备用。

④ 将拌好的馅用小勺填入备好的苦瓜中，逐个放入蒸锅中蒸熟即可食用。

■□ 功 效

苦瓜具有清热去火、保肝降压的功效。胡萝卜、黑木耳都具有降低血压的功用。

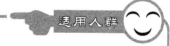

适用人群

苦瓜镶肉适合于高血压病患者及肝火过旺的人群作为日常食疗之用。

决明牡蛎

■□ 原 料

牡蛎肉 200 克，石决明 40 克，

葱花、生姜末儿、食盐、鸡精、料酒等各适量。

■□ 做　法

① 将牡蛎肉洗净后切成片，备用。

② 将石决明洗净后敲碎，然后用纱布包起，备用。

③ 将牡蛎肉及纱布包同时放入砂锅中，加入适量的清水用武火煮沸。

④ 加入葱花、生姜末儿及适量的料酒等调味料，再用文火慢炖至牡蛎肉熟透，将纱布药包取出，加入适量的鸡精及食盐搅拌均匀即可食用。

■□ 功　效

决明是中药的一种，也叫做石决明或者决明子，具有明目益肾，祛湿清肝的功效，能够有效地降低血压。牡蛎具有解毒镇痛、清火降压的功效。

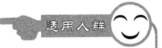
适用人群

决明牡蛎适合于高血压病患者及平时易上火者食用。

石决明煲花枝

■□ 原　料

花枝（鲜墨鱼）250克，石决

明10克，芹菜80克，鸡蛋2个，葱白、生姜、食盐、鸡精、酱油、生粉及鲜鸡汤、食用植物油各适量。

■□ 做　法

① 将花枝洗净后切成方块（以4厘米左右为宜），备用。

② 将石决明打碎呈粉末儿状，备用。

③ 将芹菜去叶洗净，然后切成小段儿，生姜切成薄片，葱白切成段状，备用。

④ 给花枝挂浆，将花枝放入容器内，然后加入生粉、决明粉、鸡蛋、食盐、鸡精及酱油，再加入适量的清水搅拌成糊状，备用。

⑤ 将食用植物油加入锅内，用武火将油烧至六成热时，将拌好的花枝放入锅内炸透，捞出备用。

⑥ 锅内留少许油，热至六成时将葱及生姜加入，煸出香味后将芹菜放入，翻炒几下，然后放入备好的花枝，再加入适量的鲜鸡汤用文火慢炖几分钟后即可食用。

■□ 功　效

石决明煲花枝是补血滋阴的常用食疗食品，具有平肝降压的功效。

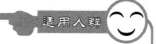

石决明煲花枝适合于肝阳上亢型的高血压病患者及贫血患者食用。

山药鲑鱼

■□ 原　料

鲑鱼 200 克，山药 50 克，胡萝卜 20 克，海带 15 克，芹菜 20 克，食盐适量。

■□ 做　法

① 将鲑鱼洗净后切成适中的块状，备用。

② 将胡萝卜、山药去皮，洗净后切成小丁，备用。

③ 将海带洗净后切成小片，芹菜去叶洗净后切成末儿，备用。

④ 将胡萝卜丁、山药丁及海带片等同时放入锅中，加入适量的（以 3 碗水为宜）清水，用武火煮沸，然后用文火熬剩 1 碗水时放入备好的鲑鱼块，煮熟后撒上芹菜末儿和食盐，盛盘即可食用。

■□ 功　效

山药中含有人体所需的多种蛋白质、维生素，具有瘦身降压的功效。鲑鱼中含有的不饱和脂肪酸，能够有效地降低血液中的胆固醇含量及血脂的含量，能够很好地降低血压。

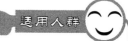

山药鲑鱼适合于高血压病、高血脂患者及想要瘦身的人群食用。

第五章

最有效的降压食疗粥羹与饮品

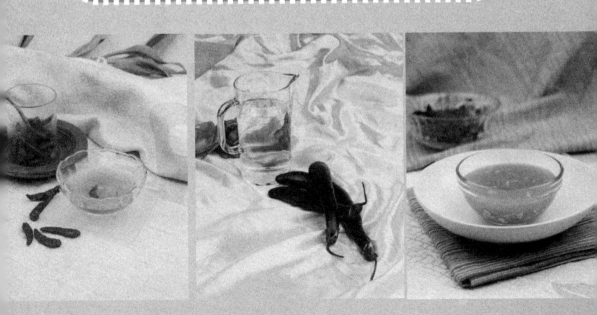

降压粥

豌豆红枣糯米粥

■□ 原　料

新鲜豌豆 60 克，优质大枣 10 颗，糯米 100 克。

■□ 做　法

① 用清水将豌豆、红枣洗净，糯米淘净；红枣去核后，同豌豆一起在温水中浸泡大约半小时；把三者一起放入锅中。

② 在锅中加入适量的水，用小火熬煮大约 1 小时，待豌豆、糯米熟烂、枣香扑鼻即可食用。

■□ 功　效

豌豆富含优质蛋白质，能够提高人体抵抗力，同糯米、大枣一起熬煮不仅能达到生津补虚的功效，还可以降低血压。

适用人群

高血压病患者、体质虚弱者、食欲缺乏者、腹泻者适合食用此粥。

腐竹豌豆粥

■□ 原　料

腐竹 200 克，新鲜豌豆 50 克，优质大枣 10 颗，粳米 50 克。

■□ 做　法

① 将豌豆、大枣洗净，粳米淘净，大枣去核；把腐竹切成小段，放置旁边备用。

② 将豌豆、大枣放入加有水的锅中熬煮，当豌豆熟烂时加入粳米继续熬至稠状，再加入腐竹，直至沸腾即可。

■□ 功　效

腐竹中富含谷氨酸、磷脂，既可以健脑，又能降低胆固醇含量，达到滋阴降压的功效。

适用人群

高血压病患者、老年痴呆病患者适合食用此粥。

木耳绿豆粥

■□ 原　料

黑木耳 30 克，优质绿豆 70 克，粳米 100 克，红糖适量。

■□ 做　法

① 将绿豆、粳米淘洗干净，把粳米放入冷水中浸泡半小时；用温水将黑木耳发透，去蒂，切碎。

② 把绿豆放入锅中熬煮至熟烂，加入粳米，大约 15 分钟后拌入黑木耳，最后煮沸即可。红糖依个人口味加入。

■□ 功　效

木耳和绿豆的组合可以促进血液循环、降低高血压。

适用人群

肝火上炎型高血压病患者、贫血病患者适合食用此粥。

莲子西瓜粥

■□ 原　料

莲子 20 克，新鲜西瓜皮 50 克，粳米 40 克，盐、葱花、香菜、冰糖适量。

■□ 做　法

① 将西瓜皮洗净，刮掉表皮，切成丁，撒上盐，备用；莲子去心后泡入清水。

② 把淘洗干净的粳米和莲子一同放入加水的锅中煮，大概七分熟时放入西瓜皮丁，用小火熬至粥状，最后加上葱花、香菜即可。冰糖依个人口味加入。

■□ 功　效

莲子有扩张外周血管的作用，西瓜皮有利尿、解热的功能，二者的结合可以镇静神经、降低血压。

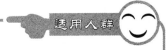

适用人群

高血压病患者、神经衰弱者、中暑患者适合食用此粥。

桂圆薏米粥

■□ 原　料

薏米 60 克，桂圆肉 30 克，粳米 70 克，葱花、香菜、冰糖各少许。

■□ 做 法

① 将薏米洗净去壳，放入清水中浸泡片刻；粳米淘净。

② 将桂圆肉（去不去核都可）和冰糖一同放入瓷杯中，用温水融化。

③ 把粳米和薏米放入锅中用大火煮至七成熟，再加入桂圆冰糖水，把火调小慢慢煮至粥状，加入葱花、香菜即可。

■□ 功 效

桂圆和薏米，有补血、扩张血管、降血糖、安神利尿的作用，对防治高血压有很好的疗效。

适用人群

高血压病患者、体质虚弱者、糖尿病患者（不加冰糖）可食用此粥。

兔肉香蕉粥

■□ 原 料

兔肉 100 克，香蕉 5 根，粳米 80 克，葱花、姜片、盐、味精等调味品适量。

■□ 做 法

① 将香蕉去皮后，切成块；兔肉洗净，切成丁或丝；粳米淘净。

② 把粳米放入锅内煮至沸腾后加入兔肉及葱、姜、盐，粥熟后再放入香蕉，小火熬煮片刻，再用味精调味即可。

■□ 功 效

兔肉既可健脑，又可保护血管壁，对降血压有很好的帮助，和香蕉搭配，具有凉血润燥的功效。

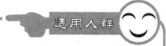

适用人群

风阳上扰型高血压病患者、冠心病患者、肥胖者适合食用此粥。

芝麻桑葚粥

■□ 原 料

桑葚子（干品）20 克，黑芝麻 20 克，粳米 80 克。

■□ 做 法

① 将桑葚子和黑芝麻洗净后烘干，磨成粉，备用。

② 将淘净的粳米放入锅中，用中火熬熟，加入芝麻、桑葚粉，搅拌均匀，熬至沸腾后即可。

■□ 功　效

桑葚可以促进血红细胞的生长，对防治高血压有良好的辅助功效，此外还有助于消化、促进新陈代谢。

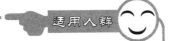

适用人群

高血压病患者、贫血病人适合食用此粥。

降压决明粥

■□ 原　料

菊花 15 克，炒决明子 20 克，粳米 150 克，白糖少许。

■□ 做　法

① 将粳米淘净，备用；把决明子和菊花煎煮两次，第一次 1 小时左右，第二次半小时即可，滤出药液，备用。

② 把粳米和药液一起放入锅中，加适量水，用文火熬成粥，加入白糖即可。

■□ 功　效

决明子和菊花有清肝明目、泻火、降压降脂的功效，对防治高血压有很好的疗效。

适用人群

高血压病患者、高血脂病患者、习惯性便秘者适合食用此粥。

玉米须蜂蜜粥

■□ 原　料

玉米须 50 克，蜂蜜 20 克，粳米 80 克。

■□ 做　法

① 将玉米须用温水浸泡 5 分钟左右，洗净，切碎，备用。

② 将淘洗干净的粳米放入锅中熬，快熟时放入玉米须，用小火煮至沸腾；离火后晾至微凉调入蜂蜜即可。

■□ 功　效

玉米须对于利尿、降压、降血糖有显著作用，和蜂蜜搭配可以平肝降压。

适用人群

肝火旺盛者、高血压病患者、肝硬化者适合食用此粥。

茄子粥

■□ 原 料

茄子 150 克，肉末儿 50 克，粳米 80 克，葱花、盐、味精各适量。

■□ 做 法

① 将粳米淘净，备用；茄子洗净后切丝，在沸水里焯一下，沥干水分，备用。

② 将肉末儿加入调味品炒至将熟时，再加入茄丝翻炒片刻，备用。

③ 将粳米放入锅中熬至粥将成时，加入茄丝、肉末儿及葱花、盐、味精等调味品，将粥煮沸即可。

■□ 功 效

茄子有清热消暑的功效，另外还能保持血管壁的弹性，有助于降压。

适用人群

高血压病患者、冠心病患者、中暑者适合食用此粥。

芹菜粥

■□ 原 料

芹菜 50 克，粳米 100 克，葱花、盐各适量。

■□ 做 法

① 将粳米淘净，备用；将芹菜洗净，切成丁，备用。

② 把粳米、芹菜丁一起放入锅中加适量水熬煮，粥将熟时加入葱花、盐等调味品，再熬至沸腾即可。

■□ 功 效

此粥有清热、利尿、降压、降脂的功效，长期食用效果会更显著。

适用人群

高血压病患者、糖尿病患者、水肿患者适合食用此粥。

花生红枣粟米粥

■□ 原 料

花生 50 克，优质红枣 10 颗，粟米 100 克，红糖少许。

入锅内熬煮。

② 在熬粥的时候，将菠菜洗净，在沸水中焯一下后冷却，沥干，切碎。

③ 在粥快熟时放入菠菜，用小火熬煮片刻即可。

■□ 功　效

菠菜富含维生素、蛋白质、铁等营养元素，不仅可以美容养颜，还有助于降糖、降压。

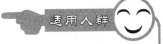

肝阳上亢型高血压病患者、糖尿病患者、夜盲症患者及贫血患者都可以食用此粥。

■□ 做　法

① 将粟米、红枣洗净后，放入清水浸泡片刻，备用。

② 将花生去杂、洗净、烘干，放入锅中用小火翻炒熟，再将其捣碎，备用。

③ 把红枣、粟米同时放入锅中用大火熬至沸腾，当粟米熟烂后离火，加入花生及红糖（红糖依个人口味），搅拌均匀即可。

■□ 功　效

此粥有去火、降压、补虚、开胃的功效。

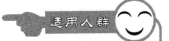

高血压病患者、脂肪肝患者、脾胃虚者都可以食用此粥。

菠菜大枣粥

■□ 原　料

菠菜 200 克，优质大枣 10 颗，粳米 100 克。

■□ 做　法

① 将粳米、大枣洗净，一同放

淡菜皮蛋粥

■□ 原　料

淡菜 30 克，皮蛋 1 个，粳米 80 克。

■□ 做　法

① 将粳米淘净，放入锅中熬煮；皮蛋切成丁，备用。

② 当粥熬至八成熟时，放入淡菜，在粥即将成时加入皮蛋丁，用小火熬煮片刻即可。

■□ 功 效

淡菜营养丰富，可促进新陈代谢，对于防治高血压、头晕目眩有很好疗效。

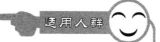
适用人群

肝肾阴虚型高血压病患者、动脉硬化者、肾虚者皆可食用此粥。

扁豆芝麻粥

■□ 原 料

扁豆 40 克，芝麻 15 克，粳米 80 克，葱花、白糖各适量。

■□ 做 法

① 将扁豆洗净，在温水中浸泡片刻；将芝麻淘洗干净，备用。

② 把淘净的粳米和泡过的扁豆一起放入锅中，用大火煮至将熟时，加入芝麻、白糖；等粥成时放入葱花即可。

■□ 功 效

扁豆不仅能够健脾除湿，还有助于消化、降压。

适用人群

高血压病患者、肾虚者、消化不良者适合食用此粥。

山药荔枝粥

■□ 原 料

山药 100 克，荔枝干 15 克，桂圆肉 10 克，粳米 50 克，冰糖少许。

■□ 做 法

① 将粳米淘净后，放入锅中用大火熬煮；将山药洗净、去皮、切成片，备用。

② 当粳米煮沸后放入荔枝干、桂圆肉、山药片，继续用大火煮；待粥再次沸腾后，改用小火慢慢熬，最后加入白糖即可。

■□ 功 效

山药对于心血管系统有很好的保护作用，可以预防脂肪的沉淀。此外，山药还能够健脾益胃，有助于消化。

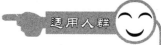
适用人群

高血压病患者、心血管疾病患者、腹胀者都可以食用此粥。

萝卜菠萝粥

■□ 原 料

萝卜 400 克，菠萝 200 克，粳米 100 克，盐适量。

■□ 做 法

① 将菠萝去皮后切成丁，在淡盐水中浸泡 10 分钟左右，备用；萝卜洗净，切成丝，备用。

② 将萝卜丝和淘净的粳米一起放入锅中，用大火煮；沸腾后，改用小火煮至粳米熟烂，再将菠萝丁拌入粥中即可。

■□ 功 效

萝卜有降脂、软化血管、稳定血压的功效，可以增强人体免疫力。菠萝可以改善血液循环，两者的结合对于防治高血压有很好疗效。

适用人群

高血压病患者、冠心病患者、动脉硬化者都可以食用此粥。

麦麸陈皮粟米粥

■□ 原 料

麦麸 30 克，陈皮 10 克，粟米 80 克。

■□ 做 法

① 将淘净的粟米放入锅中，用大火煮；将麦麸、陈皮去杂，烘干后研成末儿，备用。

② 当粟米沸腾后改用小火继续煮半小时左右，将麦麸、陈皮末儿加入粥中；待粟米熬至熟烂即可。

■□ 功 效

麦麸丰富的膳食纤维，陈皮含丰富的维生素，既可促进新陈代谢，又可降压、降脂。

适用人群

高血压病患者、肥胖症患者、食欲不振者适合食用此粥。

海参玉米粥

■□ 原 料

海参 40 克，玉米 50 克，大米

200 克，葱花、姜末儿、盐各适量。

■□ 做 法

① 将玉米去杂、洗净，在清水中浸泡半小时左右；将海参泡软洗净后切成小片，备用。

② 把玉米和淘净的大米一起放入锅中，用大火煮至米熟烂；将海参片及葱、姜、盐等调味品加入粥中，用小火继续熬煮片刻即可。

■□ 功 效

海参有防止动脉硬化、降血糖的功效；玉米富含膳食纤维和丰富的钙，对降血压有显著的功效。

适用人群

高血压病患者、糖尿病患者、肝硬化患者适合食用此粥。

海 蜇 粥

■□ 原 料

荸荠 80 克，海蜇皮、糯米各 100 克，白糖适量。

■□ 做 法

① 将海蜇皮漂去异味后用清水浸泡片刻，切成丝，沥干水分，备用；将清洗干净的荸荠切成薄片，备用。

② 将淘净的糯米、海蜇皮丝、荸荠片一起放入锅中用旺火煮，沸腾后改用文火熬成粥，加入白糖即可。

■□ 功 效

海蜇可以清热解毒、降压消肿；荸荠有利尿的功效。此粥营养丰富，对病者有良好的疗效。

适用人群

高血压病患者、哮喘病患者、习惯性便秘者都可以食用此粥。

冬菇银耳瘦肉粥

■□ 原 料

冬菇 15 克，银耳 10 克，猪瘦肉、粳米各 50 克。

■□ 做 法

① 洗净猪瘦肉，切成丝，腌制备用；把冬菇、银耳放入清水中浸软，洗净后，切丝备用。

② 将淘洗干净的粳米和冬菇、

银耳一起放入锅中，用小火熬；七成熟时加入猪瘦肉，煮熟后调味即可。

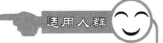

■□ 功　效

冬菇和银耳不仅可以降压，还可以降低人体胆固醇含量，对预防动脉硬化有很好疗效。

高血压病患者、高血脂病患者、动脉硬化患者都可食用此粥。

杞菊地黄粥

■□ 原　料

熟地黄 20 克，枸杞子 25 克，菊花 15 克，粳米 100 克，冰糖适量。

■□ 做　法

① 将菊花用沸水沏成茶，备用；将熟地黄、枸杞子洗净去杂，沥取汁液，备用。

② 将淘净的粳米与地黄枸杞汁一起熬煮，在粥将熟时加入菊花茶、冰糖（依个人口味），用小火熬至粥熟即可。

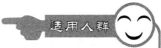

■□ 功　效

枸杞对降血糖、抑制脂肪囤积有显著功效；此外，枸杞还可以预防动脉硬化，有效降压。

高血压病患者、糖尿病患者（不放糖）、肥胖症患者适合食用此粥。

天麻钩藤粥

■□ 原　料

天麻、钩藤各 10 克，石决明 30 克，粳米 100 克，白糖少许。

■□ 做　法

① 将石决明放入锅中熬半小时左右，加入天麻、钩藤继续煎煮半小时，滤去渣滓，取汁备用。

② 将淘净的粳米与汁液一起放入锅中煮至将熟时，调入白糖，烧煮片刻即可。

■□ 功　效

天麻和钩藤对于降压有良好的功效，此粥还可以平肝息风、清热去火。

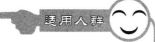

适用人群

高血压病患者、肝火旺者适合食用此粥。

绞股蓝粥

■□ 原　料

绞股蓝 10 克，优质大枣 10 颗，粳米 80 克，红糖适量。

■□ 做　法

① 将红枣洗净，和淘净的粳米一起入锅煮；将绞股蓝去杂，烘干后研成末儿，备用。

② 待粥八成熟时加入绞股蓝末儿、红糖，用文火继续熬至熟即可。

■□ 功　效

绞股蓝在降压、降血脂、降糖方面有显著疗效，还可以安神、有效抑制肥胖。

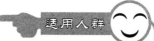

适用人群

高血压病患者、糖尿病患者（不放糖）、心血管疾病患者适合食用此粥。

桃仁粥

■□ 原　料

桃仁 10～15 克、生地 10 克、粳米 50～100 克、红糖 50 克、桂心粉 2 克。

■□ 做　法

桃仁浸泡后，去皮弃尖，二药洗净后加入适量冷水，武火煮沸，改文火慢煎。30 分钟后，除去药渣，将 100 克粳米洗净加入药汁中煮粥。粥熟加入桂心粉，红糖。粥的稀调可根据个人嗜好掌握。每次食 1 小碗，每天 3 至 4 次，该粥汤色红亮，米烂出油，香甜可口，口感滑利。

■□ 功　效

中医认为："痛则不通，通则不痛"。桃仁可活血化瘀，润肠通便；生地能滋阴清热、养血活血；桂心、红糖能温通血脉而止痛；粳米味甘性平，能益脾和胃，含有蛋白质、脂肪、糖类、钙、铁和维生素 B1 等；红糖不仅能供给热量，又富含铁质。蛋白和铁质是造血的主要原料。综观全方具有祛瘀通经、活血止痛、滋养脾胃之功效。

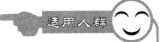

　　桃仁粥特有的祛淤通经功效适用于高血压、冠心病、心绞痛、胃脘痛等。若溃疡活动出血时，则禁食本粥。

绿豆海带粥

■□ 原　料

　　绿豆 100 克、海带（鲜）100克、优质稻米 50 克。

■□ 做　法

　　海带泡发后切成丝备用，绿豆洗净后用水泡发，陈皮也一起洗净泡发，大米与洗净沥干水备用，将所有材料放入压力煲中，盖上盖子，压25 分钟左右即可。等粥煲好后，可以根据个人喜好放糖或放盐。

■□ 功　效

　　化痰通络，健脑安神。海带，是一种在低温海水中生长的大型海生褐藻植物。质量以色褐、体短、质细而肥厚者为佳。海带有"长寿菜"、"海上之蔬"、"含碘冠军"的美誉。中医将海带称为"昆布"，其味咸、性寒；入肝、胃、肾、肺经。可软坚化痰，祛湿止痒，清热行水。用于甲状腺肿、噎膈、疝气、睾丸肿痛、水肿、脚气等病。海带中含有大量的碘，可预防甲状腺功能减退症。海带中还含有大量的甘露醇，而甘露醇具有利尿消肿的作用，可防治肾功能衰竭、老年性水肿、药物中毒等。甘露醇与碘、钾、烟酸等协同作用，对防治动脉硬化、高血压、慢性气管炎、慢性肝炎、贫血、水肿等疾病，都有较好的效果。海带中的优质蛋白质和不饱和脂肪酸，对心脏病、糖尿病、高血压有一定的防治作用。

　　胃虚寒者、甲亢中碘过盛型的患者忌食。由于全球水质的污染，海带中很可能含有有毒物质砷，所以烹制前应先用清水浸泡两三个小时，中间换一两次水。

降压汤

香菇冬瓜汤

■□ 原 料

香菇 10 朵，冬瓜 500 克，豆腐 1 块，盐、葱、味精各适量。

■□ 做 法

① 将香菇在清水里泡软，洗净后切片，备用；冬瓜洗净去皮后切成块，备用；豆腐切成块，备用。

② 在锅中加适量水，烧开后把香菇、冬瓜、豆腐一起放入锅中；滚开后加入调味品，用文火煲 2 小时左右即可。

■□ 功 效

可以降血脂、血压，清热解毒，增加血管壁弹性，有助于脾胃健康。

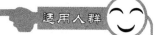
适用人群

高血压病患者、糖尿病患者、冠心病患者都可食用。

羊肉冬瓜汤

■□ 原 料

冬瓜 500 克，羊肉 100 克，食用油、鲜汤及各种调味品适量。

■□ 做 法

① 将冬瓜洗净去皮，切成片备用；羊肉洗净，切成丝备用。

② 在锅中倒入油，将羊肉丝煸炒一下，然后把冬瓜片、鲜汤及各种调味品放入锅中，用中火炖，直至冬瓜熟烂即可。

■□ 功 效

冬瓜富含维生素、膳食纤维和蛋白质，对降压、降脂有良好效果。另外，羊肉还有养肝明目的作用。

适用人群

高血压病患者、肥胖症患者、夜盲症患者都可食用。

海带黄豆汤

■□ 原　料

新鲜海带 30 克，黄豆 100 克，盐、糖等调味品各适量。

■□ 做　法

① 将黄豆用温水浸软，备用；海带洗净，切成丝备用。

② 在锅中倒入适量水煮沸，倒入黄豆，煮至熟烂后加入海带丝及调味品，用文火熬至熟即可。

■□ 功　效

海带和黄豆搭配，既可以降压、降脂，又可以补充蛋白质。此外，海带富含碘，对于防治甲亢有显著作用。

适用人群

高血压病患者、冠心病患者、甲亢患者皆可食用。

茼蒿肉丝汤

■□ 原　料

茼蒿 40 克，猪里脊肉 30 克，鸡汤 200 克，盐、料酒、香油等调味品各适量。

■□ 做　法

① 将洗净的茼蒿切成小段，备用；猪里脊肉切成丝，备用。

② 将鸡汤倒入锅中，烧至快开时加入肉丝和茼蒿；煮熟后捞出，放入汤碗，备用。

③ 将调味品放入汤中，把调好的汤倒入盛有肉丝和茼蒿的汤碗中，淋上香油即可。

■□ 功　效

茼蒿有开胃、润肺、利尿、降血压的功效，还可以补脑。

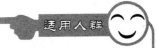

适用人群

一般高血压病患者、用脑过度者适合食用。

土豆番茄汤

■□ 原　料

土豆 3 个，番茄 2 个，洋葱 1 个，番茄酱、番茄沙司各 25 克，植物油、盐、白糖等调味品各适量。

■□ 做 法

① 将土豆洗净、削皮，切成薄片，放入清水中浸泡片刻，备用；番茄切片，洋葱切丝，备用。

② 将洋葱丝放入烧热的油锅中爆炒，呈透明色时加入番茄酱、番茄沙司，稍炒片刻。

③ 洋葱熟后，在锅中加入开水，放入土豆片慢慢煮；待土豆熟后再放入番茄，最后煮至沸腾，加入调味品即可。

■□ 功 效

土豆有降脂、降压、促进新陈代谢的功效，不仅可以美容养颜，还能够预防心血管疾病。

适用人群

高血压病患者、心血管疾病患者、肾病患者适合食用。

鲜蘑豆腐汤

■□ 原 料

鲜蘑 150 克，豆腐 2 块，虾仁 10 克，盐、味精、胡椒粉、植物油等调味品各适量。

■□ 做 法

① 将虾仁放入清水中浸软，取出后在沸水中焯一下，沥干水分，备用；豆腐切块，备用。

② 将虾仁放入烧热的油锅中爆炒片刻，加适量水煮沸，再将洗净的鲜蘑、豆腐块放入水中，两次沸腾后，加入调味品即可。

■□ 功 效

蘑菇可以增强人体免疫力，对预防便秘、糖尿病等有良好效果，因其富含酪氨酸酶，还是降压的好帮手。

适用人群

高血压病患者、糖尿病患者、动脉硬化者都适合食用。

荠菜豆腐汤

■□ 原 料

荠菜 200 克，豆腐 1 块，胡萝卜 1 个，香菇 5 朵，熟竹笋 30 克，水面筋 50 克，鲜汤、淀粉、麻油及调味品各适量。

■□ 做　法

① 将香菇在水中浸软、洗净，切丁备用；荠菜择洗干净，切成小段；将洗净的胡萝卜切成丁，在热水中焯熟，晾凉；豆腐、熟竹笋、水面筋都切成丁，备用。

② 将鲜汤倒入烧热的锅中，再将所有原料和调味品放入锅中，待食物将熟时用淀粉勾芡一下，淋上麻油即可。

■□ 功　效

荠菜有降压、止血、利尿等功效，它富含胡萝卜素、膳食纤维，既可以促进新陈代谢，又可以治疗眼病。

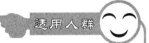

高血压病患者、高脂血症患者、冠心病患者、夜盲症患者都可以食用。

木耳黄花汤

■□ 原　料

黑木耳150克，黄花菜50克，黄瓜1根，虾仁20克，植物油、鲜鸡汤、香油及调味品各适量。

■□ 做　法

① 将木耳、黄花菜在清水中泡发，洗净；黄瓜切片，备用。

② 把虾仁、木耳、黄花放入烧热的油锅中煸炒片刻，倒入鸡汤；待汤沸腾后加入黄瓜片、调味品，最后淋上香油即可。

■□ 功　效

木耳和黄花除了有养颜的功效之外，对于降压也有显著疗效。

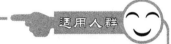

高血压病患者、动脉硬化者适合食用。

萝卜酸梅汤

■□ 原　料

萝卜2根，酸梅2枚，盐等调味品适量。

■□ 做　法

① 将洗净的萝卜切片，备用。

② 在锅内倒适量水，把萝卜片和酸梅一同放入锅中，用大火煮，沸

腾后改用小火再煎熬片刻，滤去渣滓即可。

■□ 功 效

酸梅有降肝火、助消化、让血管组织恢复活力的功效；萝卜有利尿、健脾的作用。二者结合既可以解暑，又可以降压。

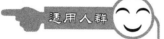

高血压病患者、中暑者、腹胀者都可以食用。

芹菜金针菇猪蹄汤

■□ 原 料

芹菜 300 克，金针菇 200 克，胡萝卜、猪蹄各 1 个，调味品适量。

■□ 做 法

① 将洗净的芹菜切段；胡萝卜去皮，切片备用；金针菇、猪蹄分别洗净。

② 把胡萝卜片、猪蹄放入烧开的水中，用中火煲一个半小时左右，再加入芹菜、金针菇煲至熟，加入调味品即可。

■□ 功 效

金针菇对降压、降脂、预防心脑血管疾病都有很好的疗效，和芹菜、猪蹄搭配还有助于养颜、减肥。

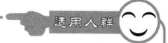

高血压病患者、心脑血管疾病患者、肥胖症患者皆可食用。

山楂荷叶猪肉汤

■□ 原 料

山楂 20 克，猪瘦肉 200 克，荷叶半张，决明子 25 克，大枣 3 枚，调味品适量。

■□ 做 法

① 将洗净的猪肉切成小块，备用。

② 把洗净的山楂、决明子、大枣、荷叶一同放入加满水的锅中煎煮，约 40 分钟后滤出荷叶等渣滓，加入猪肉块，继续煮至熟，最后放入调味品即可。

■□ 功 效

此汤不仅可以降压、减脂、消暑，还可以健胃、清肝。

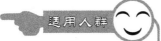

适用人群

高血压病患者、肥胖症患者
都可食用。

冬瓜鲩鱼汤

■□ 原　料

冬瓜 300 克，鲩鱼 1 条，植物
油、姜、盐等配料各适量。

■□ 做　法

① 将冬瓜洗净，切成块，备用；
将收拾好的鲩鱼放入油锅煎熟。

② 在砂锅中加适量的水，将冬
瓜、鲩鱼和各种配料一起放入锅中煲
3 小时左右即可。

■□ 功　效

冬瓜可以清热解毒，鲩鱼对血液
循环有利，此汤对防治头痛、高血压
有很好疗效。

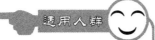

适用人群

高血压病患者、肝火旺者皆
可食用。

肉苁蓉蘑菇汤

■□ 原　料

肉苁蓉 25 克，蘑菇 50 克，大枣
5 颗，调味品适量。

■□ 做　法

① 将蘑菇用清水泡发，洗净；
大枣洗净，备用。

② 把蘑菇、大枣、肉苁蓉一起放
入锅中煲，加入调味品，煲熟即可。

■□ 功　效

肉苁蓉和蘑菇既可以健胃润肠，
又可以降压补血。

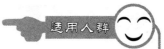

适用人群

高血压病患者、习惯性便秘
者、高血脂患者都可以食用。

火腿莼菜汤

■□ 原　料

火腿 100 克，莼菜 150 克，鸡汤
及葱、姜等配料适量。

■□ 做　法

① 将莼菜洗净，放入沸水中焯

一下，沥干水分，同切好的火腿片一起放入汤盆。

② 将鸡汤放入调味品熬煮半小时左右，味道变鲜后浇入盛有莼菜和火腿的汤盆内即可。

■□ 功　效

莼菜有清热解毒、防治贫血、降低血压的功效，它含有丰富的锌，可增强人体免疫力。

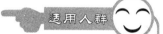

高血压病患者、胃炎患者、肝硬化患者、贫血患者都可以食用。

芦笋莲火腿粟米汤

■□ 原　料

芦笋 250 克，粟米 150 克，新鲜莲子 100 克，火腿 80 克，鸡汤及调味品适量。

■□ 做　法

① 将火腿切丁，备用；将芦笋洗净、切段，同鸡汤一起入锅，加调味品煮 5 分钟左右，取出沥干水分，晾至盘内。

② 将鲜莲去除皮和莲心，同淘

净的粟米一起放入鸡汤中熬熟，最后加入火腿丁、芦笋即可。

■□ 功　效

芦笋低糖、低脂肪、高纤维素、氨基酸含量高，不仅可以降压、降脂，还对心血管疾病的治疗有很好的功效。

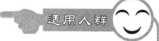

高血压病患者、糖尿病患者、肥胖症患者皆可食用。

草菇豆苗黄瓜汤

■□ 原　料

草菇 200 克，豌豆苗 50 克，黄瓜 1 根，奶汤 500 克，植物油、调味品适量。

■□ 做　法

① 将草菇洗净后在沸水中焯一下，切片；黄瓜洗净后切片，备用。

② 将洗净的豌豆苗放入油锅煸炒，再将奶汤、草菇、黄瓜及调味品一起放入锅中，煮熟即可。

■□ 功　效

此汤不仅可以清热解毒，还可以

有效降脂、降压。

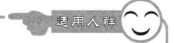

适用人群

　　高血压病患者、湿疹患者适合食用。

菊花脑蛋汤

■□ 原　料

　　菊花脑 120 克，鸡蛋 1 个，盐、麻油等调味品各适量。

■□ 做　法

　　① 将菊花脑去杂、洗净，备用。

　　② 将鸡蛋加入煮沸的水中，煮至将熟时加入菊花脑，再次沸腾时加调味品即可。

■□ 功　效

　　菊花脑不仅气味芬芳、营养丰富，而且味道清爽，有清热解毒、降血压的功效。

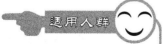

适用人群

　　高血压病患者、习惯性便秘者、头痛患者适合食用。

枸杞子马兰头汤

■□ 原　料

　　枸杞子 20 克，马兰头 200 克，淡菜 15 克，料酒、盐等调味品适量。

■□ 做　法

　　① 将马兰头、枸杞子去杂后洗净，备用；把洗净的淡菜放入开水中浸发，洗净。

　　② 将淡菜放入锅中，用大火煮沸；加入枸杞和料酒，用小火慢慢煮半小时左右；再加入马兰头，继续用小火煮至沸腾，加入调味品即可。

■□ 功　效

　　马兰头可以清热、止血、消肿、降压，搭配枸杞对防治高血压、高血脂有显著疗效。

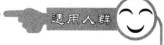

适用人群

　　肝阳上亢型高血压病患者、高血脂病患者都可以食用。

降压羹

银耳荸荠薏米羹

■□ 原　料

荸荠 150 克，银耳 50 克，薏米 60 克，荸荠粉 25 克，冰糖适量。

■□ 做　法

① 将银耳泡软、洗净后，撕成小块，备用；将洗净去皮的荸荠切成丁；把荸荠粉和冰糖融化成汁液。

② 将淘净的薏米、荸荠、银耳一起放入锅中煮沸，用文火煲 1 小时左右，调入冰糖荸荠粉汁，煮成羹即可。

■□ 功　效

银耳有清热润肺的功效，此羹不仅可以滋养身体，还可以降低血压。

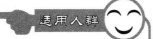

适用人群

高血压病患者、血管硬化患者皆可食用。

烩什锦果羹

■□ 原　料

苹果、梨、香蕉、菠萝各 100 克，樱桃 5 颗，荔枝、山楂糕各 30 克，葡萄干、藕粉、糖桂花、冰糖各适量。

■□ 做　法

① 将苹果、梨、荔枝去皮、去核，切成丁；菠萝、香蕉切成块；山楂糕切成小段，备用。

② 在锅中加适量水，先把冰糖熬化，再放入水果块及葡萄干、糖桂花，用文火煮，最后用藕粉勾芡，撒上山楂糕段，用樱桃点缀即可。

■□ 功　效

不仅味道酸甜爽口，还有良好的滋补降压功效。

适用人群

肝肾阴虚型高血压病患者、咽喉炎患者皆可食用。

冬瓜赤豆羹

■□ 原　料

冬瓜 500 克，赤小豆 60 克，藕粉 25 克，红糖 20 克。

■□ 做　法

① 将冬瓜去皮，切碎，放入榨汁机中打成糊状，备用。

② 将淘净的赤小豆放入锅中煮至熟烂，拌入红糖、冬瓜糊；再用小火煮至沸腾，调入藕粉，煮成羹即可。

■□ 功　效

赤小豆对腮腺炎、肝硬化有显著疗效，搭配冬瓜还有助于降脂、降压。

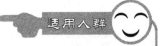

适用人群

高血压病患者、肝硬化患者、腮腺炎患者皆可食用。

银耳杜仲羹

■□ 原　料

银耳 15 克，杜仲 20 克，灵芝 10 克，藕粉 30 克，冰糖适量。

■□ 做　法

① 将银耳洗净泡发，放入锅中，用小火熬至微黄色，备用。

② 将杜仲、灵芝洗净后煎煮 40 分钟左右，共两次；将所得汁液倒入银耳锅中，加冰糖熬至银耳熟烂，再调入藕粉拌匀即可。

■□ 功　效

杜仲有降压、利尿、抗衰老的功效，此羹还可以滋补肝肾。

适用人群

肝肾阴虚型高血压病患者适合食用。

银杞干贝羹

■□ 原　料

银耳 15 克，枸杞子 10 克，干贝 15 克，鲜汤及调味品各适量。

■□ 做　法

① 将银耳、枸杞子用清水泡发、洗净；干贝用水发透。

② 将鲜汤倒入锅中，加入银耳、

枸杞子、干贝，烩煮成羹调味即可。

■□ 功 效

干贝可以健胃，能有效治疗头晕目眩等症，而且对于降压、降脂有显著效果。

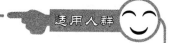

适用人群

高血压病患者、脾胃虚弱者适合食用。

清脑羹

■□ 原 料

银耳 15 克，杜仲 10 克，冰糖适量。

■□ 做 法

① 将银耳泡发，洗净，备用；将杜仲放入沙锅煎熬 30 分钟左右，滤去渣滓，取汁。

② 将银耳、冰糖一起放入药汁中，用小火熬至银耳熟即可。

■□ 功 效

此羹不仅可以补肝、补血，还可以有效降脂、降压。

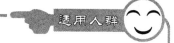

适用人群

肝肾两虚型高血压病患者、动脉硬化者、失眠健忘者适合食用。

降压饮品

菊槐茶

■□ 原 料

菊花、槐花各 5 克，龙胆草 10 克，绿茶 6 克。

■□ 做 法

将上述四者均匀搭配后放入茶壶中，用沸水冲泡，密盖 10 分钟左右即可饮用。

■□ 功 效

不但可以清热去火，有效降低血压，还可以有效治疗头痛、鼻出血等症。

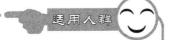

适用人群

高血压病患者、头晕目眩者适合饮用。

芝 麻 茶

■□ 原 料

黑芝麻 40 克，绿茶 3 克。

■□ 做 法

① 将黑芝麻淘净，放入锅中炒熟，研成末儿。

② 将绿茶和芝麻末儿一起放入茶壶中，用沸水冲泡，密盖 10 分钟左右即可。

■□ 功 效

芝麻可以补血、养肝、抗衰老，对于治疗高血压、高血脂、便秘等有很好疗效。

适用人群

高血压病患者、高血脂病患者、习惯性便秘者、头发早白者皆可饮用。

苹果皮蜜茶

■□ 原 料

苹果皮 60 克，蜂蜜 20 克，绿茶 2 克。

■□ 做　法

① 将绿茶、蜂蜜放入茶壶中，备用。

② 将苹果皮洗净，置于锅中煮5分钟左右；沸腾后冲入茶壶，密盖5分钟即可。

■□ 功　效

苹果皮中含有多种生物活性物质，不仅可以美白，还可以有效抑制血压升高，预防心血管疾病的发生。

适用人群 😊

高血压病患者、心血管病患者、冠心病患者都可以饮用。

芹菜鲜汁茶

■□ 原　料

新鲜芹菜（整株）400克。

■□ 做　法

将芹菜洗净，在沸水中焯熟后，切段，放入榨汁机，取榨汁即可。

■□ 功　效

芹菜性凉，富含糖类、膳食纤

维、铁。不仅可以有效治疗高血压，还可以美容减肥、养血补虚。

适用人群 😊

高血压病患者、糖尿病患者、肥胖症患者皆可饮用。

白茅根茶

■□ 原　料

白茅根30克，金银花15克，冰糖适量。

■□ 做　法

将白茅根和金银花一起放入砂锅中煮沸，滤去渣滓，加入冰糖即可。

■□ 功　效

白茅根有利尿、止血、降压等功效；搭配金银花还有清热解毒的功能。

适用人群 😊

高血压病患者、慢性肾炎患者、咽喉肿痛患者皆可饮用。

柿叶蜜茶

■□ 原　料

柿叶 20 克，蜂蜜 5 克。

■□ 做　法

将柿叶洗净，烘干，研成末儿，放入茶壶中；冲入沸水，密盖 10 分钟左右；滤去渣滓，加入蜂蜜即可。

■□ 功　效

柿叶富含维生素 C，不仅可以稳定血压、降血脂，还可以软化血管、消炎等，而且能有效提高人体免疫力。

适用人群

高血压病患者、高脂血症患者、肥胖症患者、慢性咽喉炎患者都可以饮用。

胖大海绿茶

■□ 原　料

胖大海 1 个，绿茶 15 克。

■□ 做　法

将胖大海和绿茶放入茶壶中，用沸水冲泡，密盖 20 分钟左右即可。

■□ 功　效

不仅可以清咽利喉，还可以有效降压、降脂。

适用人群

高血压病患者、高血脂病患者、慢性咽喉炎患者都可以饮用。

生地瓜汁

■□ 原　料

生地瓜 200 克。

■□ 做　法

将洗净、去皮的地瓜切成小块，放入榨汁机中榨汁；取汁，冲入凉开水即可。

■□ 功　效

地瓜对于降压、减肥有很好疗效。

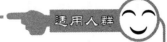

适用人群

高血压病患者、便秘者、肥胖症患者适合饮用。

豌豆苗蜜汁

■□ 原 料

豌豆苗 200 克，蜂蜜 25 克。

■□ 做 法

将洗净的豌豆苗切碎，放入榨汁机，加适量冷开水，榨完后过滤取汁，调入蜂蜜即可。

■□ 功 效

豌豆苗营养丰富，可以利尿、止痛、助消化，有效降低血压。

适用人群

高血压病患者、肥胖症患者都可以饮用。

四合一果菜汁

■□ 原 料

苹果、梨、西红柿各 1 个，芹菜1 根。

■□ 做 法

将苹果、梨、西红柿切小块，芹菜切段，放入榨汁机，加适量凉开水，榨汁即可。

■□ 功 效

不仅可以降血糖、降血压，还可以清热去火，有助于减肥。

适用人群

高血压病患者、糖尿病患者、肥胖症患者都可以饮用。

荸荠海带汁

■□ 原 料

荸荠 400 克，海带 100 克。

■□ 做 法

① 将海带放入清水中浸发、洗净，切碎；荸荠洗净、去皮，切块。

② 将海带、荸荠放入加水的锅中煮沸，冷却后即可饮用。

■□ 功 效

荸荠和海带搭配，不仅可以有效降压，还可以预防传染病、清热去火。

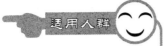

适用人群

高血压病患者、发烧患者、高血脂者适合饮用。

莼菜冰糖饮

■□ 原　料

莼菜 60 克，冰糖适量。

■□ 做　法

将洗净的莼菜和冰糖一起放入沙锅中煮沸即可。

■□ 功　效

莼菜营养丰富，能增强人体免疫力，在预防贫血、高血压等方面有显著疗效。

适用人群

高血压病患者、水肿患者、缺铁性贫血患者皆可饮用。

葫芦蜜汁饮

■□ 原　料

新鲜葫芦 300 克，蜂蜜适量。

■□ 做　法

将葫芦洗净，切块，放入榨汁机中榨汁；取汁，调入蜂蜜即可。

■□ 功　效

葫芦润肺、通便、利水消肿，可以有效降低血压。

适用人群

高血压病患者、水肿患者适合饮用。

萝卜葱白饮

■□ 原　料

萝卜 1 个，葱白 5 根，生姜 10 克。

■□ 做　法

将洗净的萝卜切段，放入锅中煮熟；加入葱白、姜继续煮至可盛一碗汤，即可。

■□ 功　效

不仅可以润肺、健胃、降压，还可以有效治疗风寒咳嗽等症。

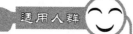

适用人群

高血压病患者、慢性胃炎患者、风寒患者适合饮用。

大蒜蜂蜜酸牛奶

■□ 原　料

蜜渍大蒜 2 个，酸牛奶 150 毫升，蜂蜜 15 克。

■□ 做　法

将蜜渍大蒜切碎，与酸牛奶一起放入榨汁机中榨汁；取汁，调入蜂蜜即可。

■□ 功　效

可以有效润肠、降低血压。

适用人群

高血压病患者适合饮用。

鲜奶草莓饮

■□ 原　料

脱脂鲜奶 250 克，草莓 200 克，白糖适量。

■□ 做　法

将洗净的草莓放入榨汁机榨汁；取汁，倒入鲜奶，加白糖，调匀即可。

■□ 功　效

草莓富含维生素 C，不仅助消化、润咽喉、调理肠胃，还能有效防治动脉硬化、冠心病等症；低脂奶是高血压病患者的最佳之选，两者搭配可以有效降低血压。

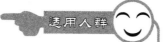

适用人群

高血压病患者、动脉硬化患者、冠心病患者、高血脂患者都可以饮用。

杏仁无花果饮

■□ 原　料

杏仁 15 克，无花果 5 个。

■□ 做　法

将无花果切成小块，和杏仁一起放入沙锅中煮沸即可。

■□ 功　效

杏仁和无花果不仅可以润肠通

便，还可以抑制脂肪的沉积，从而有效降压、降脂。此外，二者还具有抗癌的功效。

适用人群 😊

高血压病患者、高血脂患者、冠心病患者、消化不良者、肿瘤患者皆可饮用。

桑菊薄荷饮

■□ 原　料

新鲜桑叶 15 克，菊花 5 克，薄荷 3 克。

■□ 做　法

将桑叶洗净、烘干，捣碎，和菊花、薄荷一起放入茶壶中，用沸水冲开，密盖 15 分钟左右即可饮用。

■□ 功　效

桑叶可以抗炎、降血糖、降血脂、降压、利尿，和菊花、薄荷搭配还可以清热去火、清肝明目。

适用人群 😊

高血压病患者、高血脂患者、糖尿病患者、咽喉炎患者都可以饮用。

莲子核桃饮

■□ 原　料

莲子 150 克，核桃仁 50 克，山楂 30 克，杏仁 10 克，冰糖适量。

■□ 做　法

将山楂切成片，与莲子、核桃仁、杏仁、冰糖一起放入锅中，烧沸后，再用小火熬 15 分钟左右即可。

■□ 功　效

莲子核桃饮营养丰富，不仅可以补血，还有助于降压。

适用人群 😊

高血压病患者、心脑血管疾病患者适合饮用。

橘 皮 饮

■□ 原　料

橘皮 15 克，杏仁 10 克，老丝瓜半根，冰糖适量。

■□ 做　法

① 将杏仁放入沸水中烫一下，

去皮；老丝瓜洗净，切片。

　　② 将杏仁、丝瓜片、橘皮一起放入锅中，煮沸，再用小火熬半小时左右，滤去渣滓，放入冰糖即可。

■□ 功　效

　　橘皮和丝瓜不仅可以抗病毒，还可以美容、降压、生津化痰。

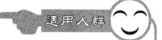

　　高血压病患者、肥胖症患者都可以饮用。

胖大海桑叶饮

■□ 原　料

　　胖大海 1 个，桑叶 15 克。

■□ 做　法

　　① 将桑叶洗净、切成丝，放入砂锅中煮沸。

　　② 将胖大海放入茶壶中，用桑叶水冲开，密盖 20 分钟左右即可。

■□ 功　效

　　对降压、降糖、降脂有显著疗效，此外还有利于止咳。

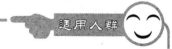

　　咽喉炎患者、高血压病患者、糖尿病患者、高血脂者都可以饮用。

葡萄芹菜汁

■□ 原　料

　　葡萄 300 克，芹菜 2 根。

■□ 做　法

　　① 将葡萄洗净，去皮、去籽；将芹菜洗净，切成段。

　　② 将葡萄、芹菜放入榨汁机，榨出汁即可。

■□ 功　效

　　葡萄健胃、抗炎、助消化，对血管硬化、神经衰弱等病有辅助疗效；和芹菜搭配，对降压非常有益。

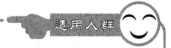

　　高血压病患者、肾炎患者、神经衰弱者适合饮用。

啤酒花茅根饮

■□ 原　料

啤酒花 20 克，白茅根 40 克。

■□ 做　法

将啤酒花和白茅根一同放入沙锅煎，滤去渣滓，取汁即可。

■□ 功　效

啤酒花有健胃消食、安神的功效，和白茅根搭配，对防治高血压有良好疗效。

适用人群

一般高血压病患者皆可饮用。

钩藤荔枝饮

■□ 原　料

钩藤 15 克，荔枝干 20 克，冰糖适量。

■□ 做　法

将钩藤、荔枝干放入沙锅煎，滤去渣滓，取汁，加入冰糖即可。

■□ 功　效

可以有效降低血压、养肝。

适用人群

肝阳上亢型高血压病患者适合饮用。

柿子汁鲜奶

■□ 原　料

柿子 1 个，鲜牛奶 150 毫升。

■□ 做　法

将洗净的柿子切碎，放入榨汁机榨汁，兑入牛奶，搅拌均匀即可。

■□ 功　效

柿子可健脾、润肺，能有效防治支气管炎、高血压等症。

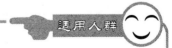

适用人群

高血压病患者、动脉硬化者、支气管炎患者皆可饮用。

香蕉酸奶

■□ 原 料

香蕉 2 根，酸牛奶 150 毫升，熟牛乳 60 毫升，浓茶汁 30 毫升，苹果 25 克，蜂蜜 5 克。

■□ 做 法

① 将苹果去皮、去核，切块；香蕉去皮，切段，备用。

② 将苹果、香蕉同熟牛乳、浓茶汁一同放入榨汁机，打烂后，加入酸牛奶和蜂蜜，搅拌均匀即可。

■□ 功 效

香蕉酸奶既可以健脑，又可以降压。

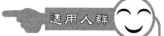

一般高血压病患者、用脑过度者都可以饮用。

鹌鹑蛋牛奶饮

■□ 原 料

牛奶 300 毫升，鹌鹑蛋 5 个，白糖适量。

■□ 做 法

将鹌鹑蛋打入煮沸的牛奶中，煮熟，加适量白糖即可。

■□ 功 效

鹌鹑蛋有补血、降压、安神的功效。

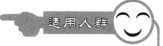

高血压病患者、神经衰弱者、贫血者皆可饮用。

黑芝麻虾皮饮

■□ 原 料

黑芝麻 20 克，虾皮 25 克。

■□ 做 法

将炒熟的黑芝麻研成末儿，和虾皮一同放入砂锅煮大约 5 分钟即可。

■□ 功 效

稳定血压、滋阴补肾。

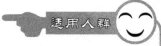

各种高血压病患者皆可饮用。

第六章

最适合高血压病患者服用的中草药

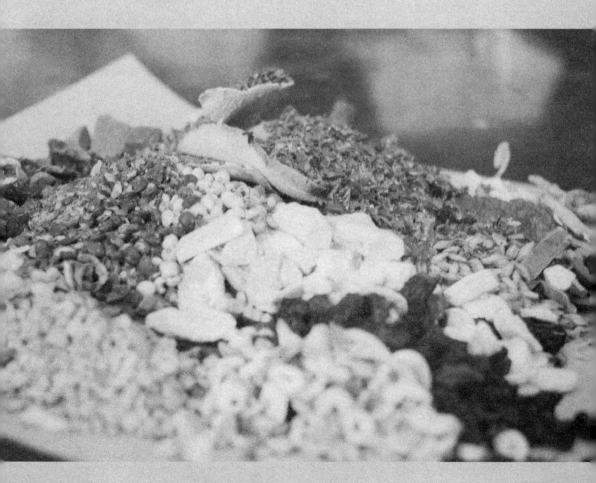

决明子
改善高血压病患者血压异常

■□ 小档案

决明子为草本植物决明晒干后的成熟种子，其形状如马蹄，色泽鲜亮，又叫做草决明、马蹄决明、马蹄子等。决明是一年生草本植物，一般为1～2米高，主要分布于热带地区，在我国长江以南也有较多分布，如广西、浙江等。决明子长3～6毫米，宽2～4毫米，棕黄色或棕绿色，光滑有亮泽，质坚不易碎。决明子为楔状的圆柱形，周身有棱形突起，上、下面倾斜平行。

■□ 药理作用

决明子味苦、甘，性微寒，归肝、大肠经。《日华子诸家本草》中记载，决明子可以"助肝气，益精水；调末涂，消肿毒，燔太阳穴治头痛，又贴脑心止鼻衄；作枕胜黑豆，治头风，明目"。就是说，决明子能补肝益肾、消肿解毒、止血止痛及明目，可用于治疗目赤肿痛、畏光流泪、头晕目眩等。现代医学研究发现，决明子含有大黄素、甾体化合物等，还有铁、锌、铜、钴等金属的化合物，能降低人体胆固醇，抗菌消炎，降压平喘。《神农本草经》中认为决明子可称为药中上品。

■□ 降压功效

决明子具有利水通便的作用，可以减轻高血压病患者的体液蓄积，从而起到降低血压的目的。现代研究证实，决明子中含有的大黄素葡萄糖苷、大黄素蒽酮、大黄素甲醚等物质，还可以降低人体血管内的血清胆固醇，预防和减少动脉粥样硬化的发生，保持血管弹性，也能起到降压的作用。

温馨提示

决明子性寒凉，能润肠通便，降低人体血压，所以脾胃虚寒泄泻者应该慎用。此外，决明子不宜长期服用，否则可导致月经失调，甚至影响子宫内膜。购买决明子的时候，还应该与望江南子、刺田菁区别开。望江南子扁平状，对肝脏有害。刺田菁较决明子体型小，有种脐，比较容易区分。

玉米须
稳定降压有奇效

■□ 小档案

玉米须就是玉蜀黍的花柱及柱

头，又叫做玉麦须、棒子须等。玉米须大多成团簇状，花柱如线样，有浅绿色、黄绿色、嫩黄色及红棕色等，柔软透明，有光泽。完整的玉米须可长达 30 厘米，直径却不到 1 毫米。玉蜀黍即玉米，一年生草本植物，还被称为包谷、珍珠米等。

■□ 药理作用

玉米须味甘，性平。《四川中药志》中记载，玉米须能"清血热，利小便。治黄疸、风热、出疹、吐血及红崩"。就是说玉米须能清热解毒、利水通便、止血消疹，所以玉米须可用于治疗肝硬化、高血压、头痛眩晕、牙龈出血、黄疸、糖尿病、肾炎等。现代医学研究发现，玉米含脂肪油、挥发油、树脂、苦味糖苷、皂苷、生物碱及树胶样物质，还含维生素 C、泛酸、维生素 K、豆甾醇、苹果酸、柠檬酸、酒石酸、草酸等，具有利胆止血、降低血糖及血压的功效。

■□ 降压功效

玉米须对人体有较好的利尿作用，能增加氯化物的排出量，对各种原因引发的水肿都有效，且无不良反应。玉米须还能扩张外周毛细血管，降低血管外周阻力，从而起到一定的

降压作用。《现代实用中药》介绍说，玉米须"为利尿药，对肾脏病、水肿性疾患、糖尿病等有效。又为胆囊炎、胆石、肝炎性黄疸等的有效药"。此外，玉米须还能显著地降低人体血糖，特别适合伴有糖尿病的高血压病患者坚持服用。

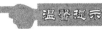

温馨提示

玉米须经炮制后大多为卵球形，完整的少见，一般为中空的。完整的玉米须有自己的核心，但核心通常与外壳分离，壳层常常碎裂成块，大小不一，厚薄不等，可为黄褐色、土黄色、褐色等。表面凹凸不平，内表面附有土黄色细粉，成粗糙状，比较坚硬。

何首乌
乌发、降压双管齐下

■□ 小档案

何首乌为双子叶植物。何首乌的块状根，红褐色或暗褐色，长椭圆形。中药学上有生何首乌与制何首乌之分，两种药物药性不尽相同。何首乌为多年生草本植物，在我国主要分布于陕西、甘肃、华中、四川等地，

一般生长于海拔 200～3000 米高的山坡及山谷。除了何首乌的根外，其茎叶也可入药。中医学上的首乌藤就是何首乌的茎，何首乌的叶子在中医学上就称为何首乌叶，它们的药性也各有不同。

■□ 药理作用

何首乌味苦、甘、涩，性微温，入肝、肾经。《滇南本草》中记载，何首乌可"涩精，坚肾气，止赤白便浊，缩小便，入血分，消痰毒。治赤白癜风、疮疥顽癣、皮肤瘙痒。截疟，治痰疟"，所以，何首乌可用于治疗头晕目眩、心悸失眠、须发早白、遗精耳鸣等。现代医学研究发现，何首乌含有蒽醌类化合物，如大黄素、大黄酚以及大黄素甲醚、大黄酸，大黄酚蒽酮，又含芪类化合物，如白藜芦醇、云杉新苷和 β-谷甾醇等，还有大量的卵磷脂。故何首乌能显著地提高人体的免疫力，健脑益智，强心护肝，延年益寿。此外，何首乌还能扩张心脏的冠状动脉血管，对冠心病有很好的预防及治疗作用。

■□ 降压功效

现代医学研究证明，何首乌可以降低人体内血浆三酰甘油和游离胆固醇水平，抑制血浆总胆固醇和胆固醇酯的升高，改善血管内环境，预防血管动脉粥样硬化的发生，从而维持血管的弹性，降低外周阻力。除此之外，何首乌还能使冠脉血管扩张，进一步降低外周血管的阻力，从而达到降低人体血压的目的。何首乌能强身健体，对高血压病、冠心病、高脂血症、未老先衰等有很好的预防效果。

温馨提示

何首乌味甘、性温，故湿热体质及痰湿体质的患者慎用，大便泄泻者也不宜服用。此外，何首乌忌铁器，不能与猪肉、无鳞鱼、血、萝卜、葱、蒜一起食用。服用何首乌出现下面几种情况的请及时就医，然后根据检查结果再决定是否继续食用，如恶心、乏力、虚弱、腹痛、食欲减退等。有肝脏疾病或其他疾病较严重者应在专业医师指导下服用何首乌。

黄芩
耐得住苦味，能换来低压

■□ 小档案

黄芩是唇形科植物黄芩的根，又

称为黄金茶、山茶根、烂心草等。炮制后的黄芩一般为圆锥形，呈棕黄色或深黄色，质坚硬，脆易断。黄芩植株为多年生草本植物，喜温、耐寒、怕涝，多生长于山坡等向阳干燥处。在我国，黄芩主要分布于河北、山东、内蒙古、陕西等地。

■□ 药理作用

黄芩味苦，性寒，入肺、胃、大肠经。明代医家缪希雍在《本草经疏》中记载："黄芩，其性清肃，所以除邪；味苦所以燥湿；阴寒所以胜热，故主诸热。诸热者，邪热与遍热也，黄疸、肠澼、泻痢，皆湿热胜之病也，析其本，则诸病自瘳矣。"所以，黄芩可以清热解毒、除火燥湿、安胎止血，对湿热引起的各种病症均有很好疗效，如发热、腹痛、咳嗽、黄疸等。黄芩主要含黄芩苷、黄芩素、汉黄芩素、β-谷甾醇等成分，具有很强的抗菌消炎作用，对细菌、真菌及钩端螺旋体都有抑制作用。此外，黄芩还有利尿降压、保肝利胆、解除平滑肌痉挛等功效。

■□ 降压功效

黄芩中含有大量黄酮类成分，可有效地降低血清总胆固醇及三酰甘油含量，同时升高高密度脂蛋白的含量，除此之外，黄芩还能清除氧自由基，减少过氧化脂质的生成，避免自由基对血管壁的破坏，从而能显著地预防和延缓动脉粥样硬化的发生、发展，保持血管弹性。黄芩可以直接抑制血管运动中枢，扩张外周血管。因而，黄芩能很好地降低人体血管外周阻力，达到很好的降压效果。

温馨提示

黄芩性寒，《本草经疏》记载："脾肺虚热者忌之，凡中寒作泄，中寒腹痛，肝肾虚而少腹痛，血虚腹痛，脾虚泄泻，肾虚溏泻，脾虚水肿，血枯经闭，气虚小水不利，肺受寒邪喘咳，及血虚胎不安，阴虚淋露，法并禁用。"意思是说，体质中寒虚热的人慎用。

菊花
有效缓解高血压、高血脂症状

■□ 小档案

菊花为双子叶、多年生草本植物，是四大切花之一，又称为延寿客、九花、金英、寿客等。菊花的品种繁多，色彩鲜艳丰富，形状千姿百态，绚丽多姿，是世界上的名贵观赏花卉之一。目前世界上有菊花品种千余种。而在我国，原产菊花17种菊属，如野菊、甘菊、紫花野菊、小红菊等，主要分布于安徽、四川等地。菊花的头状花序都可入药，称为药菊。

■□ 药理作用

菊花味辛、甘、苦，性微寒，入肝、肺经。《本草经疏》中记载："菊花专治风木，故为去风之要药。苦可泄热，甘能益血，甘可解毒，平则兼辛，故亦散结，苦人心、小肠，甘人脾、胃，平辛走肝、胆，兼入肺与大肠。"所以菊花可以疏散风热、清肺润燥、平抑肝阳、清肝明目，适用于感冒发烧，头痛眩晕，目赤泪多。现代医学研究发现，菊花含有菊苷、腺嘌呤、氨基酸、胆碱、黄酮类、维生素A样物质、维生素B_1等营养物质，能清热、镇静，还能抑制金黄色葡萄球菌、伤寒杆菌、大肠杆菌、乙型链球菌的活性，具有一定的杀菌作用。

■□ 降压功效

现代研究证实，菊花中的菊苷能

明显地扩张冠状动脉，并能有效地增加血流量，减少血管外周阻力，从而起到降低血压的目的。

温馨提示

菊花适用于阴虚阳亢引起的高血压病患者，如果患者的高血压是阴阳两虚型，则应慎用菊花。此外，痰湿体质的人及血瘀体质的高血压病患者也不适宜服用菊花。值得注意的是，这里所说的菊花，不能是野菊花。野菊花具有微小毒性，可引起呕吐腹泻，食欲缺乏等。

桑寄生

降压、镇静、利尿的一味良药

■□ 小档案

桑寄生是寄生科植物桑寄生或槲寄生的茎枝，带部分叶子，又被称为苦楝寄生、广寄生、相思寄生等。桑寄生常寄生于桑树、槐树、榆树等植物上，属常绿小灌木，叶子为卵圆形或椭圆形，在我国主要生产于台湾、广东、云南等地。其茎枝为圆柱形，多为红褐色或灰色，质坚硬。

■□ 药理作用

桑寄生味苦，性平。《本草求真》中记载："桑寄生，号为补肾补血要剂。缘肾主骨发，主血，苦入肾，肾得补则筋骨有力，不致痿痹而酸感矣。甘补血，血得补则发受其灌荫而不枯脱落矣。故凡内而腰痛、筋骨笃疾、胎堕，外而金疮、肌肤风湿，何一不借此以为主治乎。"所以，桑寄生可以助筋骨、益血脉、清热祛痰、止血顺气，适用于治疗肾虚、腰酸背痛、痢疾、出血等。现代医学研究发现，桑寄生含有齐墩果酸、β-香树脂醇等物质，此外，桑寄生还含有黄酮类物质，主要为广寄生苷，可用于心律失常、肿瘤等疾病的治疗。

■□ 降压功效

桑寄生有很好的降压作用，但具体降压机制尚不明确，初步认为桑寄生可以抑制延髓的血管运动中枢，舒张血管，还能镇静中枢神经和交感神经，从而抑制血管收缩，起到降压的作用。此外，桑寄生含有的黄酮类物质还可以增加冠脉流量，而槲寄生总苷能防止血小板聚集，有效地预防及减少动脉粥样硬化及血栓的形成，有辅助降压的功效。

温馨提示

由于种种原因，天然的桑寄生很少见。因此质量好的桑寄生很难得，市场上卖的大多为槲寄生。槲寄生表面为黄绿色、金黄色或棕黄色，气臭，味微苦，嚼之发黏。桑寄生多为红褐色或灰褐色，无臭，味微涩。购买的时候需加以区别。

夏枯草
辅助治疗高血压

■□ 小档案

夏枯草为双子叶植物夏枯草的干燥果穗，因为夏枯草夏至后即枯萎而得名，又被称为棒柱头花、铁线夏枯、榔头草、百花草等。夏枯草的果穗呈棒状，长2～8厘米，淡棕色或红棕色，略带清香，体轻盈，质脆易碎。有的地方也有以夏枯草的花穗或全草入药，如台湾、西藏、云南等地。夏枯草为多年生草本植物，最高达40厘米，在我国各地均有生产，但主要分布于江苏、河南、浙江等地。

■□ 药理作用

夏枯草味苦、辛，性寒。归肝、

胆经。明代医家兰茂在《滇南本草》中记载，夏枯草可"祛肝风，行经络，治口眼歪斜。行肝气，开肝郁，止筋骨疼痛、目珠痛，散瘰疬、周身结核"。所以，夏枯草能祛风清肝、软坚散结、消炎止血，适用于畏光流泪、淋巴结核、甲状腺肿大、头痛目眩等病的治疗。现代医学研究发现，夏枯草含有熊果酸及齐墩果酸为主要苷元的皂苷及β-香树脂醇胡萝卜苷、二十四烷酸、三十烷酸等营养物质；且夏枯草全草含酸性多糖——夏枯草多糖，这种物质具有抗人免疫缺陷病毒的功效；此外，还含有芸香苷、金丝桃苷、咖啡酸、维生素C、维生素D等多种物质，对肺结核、胸膜炎、细菌性痢疾、急性传染性黄疸均有很好的疗效。

■□ 降压功效

夏枯草具有一定的降压疗效，明代李中梓的《本草通玄》记载："夏枯草，补养厥阴血脉，又能疏通结气……"厥阴在中医里面指的就是肝胆，即夏枯草的清肝去火功效，所以夏枯草可用于肝阳上亢引起的高血压病患者，症见头晕头痛、目赤畏光等。

温馨提示

夏枯草性寒，不适宜脾胃虚弱及风湿病患者服用，否则，容易引起腹泻或加重病情。除此之外，夏枯草也不能长期食用，经常喝含有夏枯草成分的凉茶，容易蓄积大量中药成分。是药三分毒，任何药物都有其副作用，而夏枯草的副作用就是会增加肝、肾的负担，甚至造成肝、肾疾病。夏枯草不能与土瓜一起食用。

罗布麻叶
从根本上改善高血压病患者体质

■□ 小档案

罗布麻叶为夹竹桃科植物罗布麻的干燥叶，又被称为吉吉麻、缸花草、碗碗花等。植株罗布麻有红麻和白麻之分，又叫野麻、茶叶麻等，为多年生草本植物，最高可达2米，根、茎、叶中均含有乳汁。罗布麻耐盐碱、耐寒、耐风沙，生命力特别顽强，能在盐碱地、沙漠、山沟等恶劣环境中生长，在我国主要分布于新疆，吉林、内蒙古、甘肃等地也有生产。

■□ 药理作用

罗布麻叶味甘、苦，性微寒，略有小毒。归肝经。《陕西中草药》中记载，罗布麻可以"清凉泻火、强心利尿，降血压。治心脏病、高血压、神经衰弱、肾炎浮肿"。所以，罗布麻可用于治疗高血压病、心力衰竭及各种原因引起的水肿，还能防治感冒。现代医学研究发现，罗布麻的叶含芸香苷、谷氨酸、缬氨酸、氯化钾等，还含槲皮素和异槲皮苷，不但可以降低血压，还能降低血脂、强心利尿、解除烟毒、安神助眠、抗菌消炎、延缓衰老、解酒护肝，有很好的医疗保健价值。

■□ 降压功效

研究证实，罗布麻叶含有鞣质，具有类似于芦丁的生物活性，能保持血管的柔韧性和弹性，增强血管功能，此外还能降低血清胆固醇，对蛋白质和脂肪也有很好的促分解作用，能减少脂肪沉积，预防动脉粥样硬化，从而降低人体血压。罗布麻叶不仅可以使高血压病患者血压降低，也能有效地预防各类心、脑、肝、肾等器官的并发症，降低病死率。此外，罗布麻叶中的鞣酸也有抑制血压升高的作用。

温馨提示

有的人也许觉得罗布麻保健作用好，就去药店买一大堆罗布麻当做茶来喝，这是非常不科学的。因为没有加工过的罗布麻有小毒，长期服用容易引起肝肾脏的损害，特别是对肾脏，严重的话甚至会导致肾衰竭、尿毒症等。所以，一定要将医用罗布麻叶与罗布麻茶叶区别开来，千万不要将之混淆。还应注意的是，购买时一定要选择正规厂家生产的罗布麻茶叶，不要选择劣质罗布麻茶叶饮用。

杜仲
双向调节高血压病患者的血压

■□ 小档案

中药杜仲是杜仲属植物杜仲的树皮，经加工晒干获得，又被称为木棉、思仲、思仙、丝连皮等。药用杜仲呈片状，大小不一，厚薄不等，外表面粗糙，一般为灰棕色，内表面呈暗紫色，比较光滑，质硬易脆。作为商品时，杜仲的外表面大多都已经刮净糙皮，呈现黄棕色。植株杜仲为落叶乔木，最高达 20 米，可生长于平原或丘陵，主要分布于我国江苏，另外，在安徽、甘肃、湖南等地也有栽培种植。

■□ 药理作用

杜仲味甘，性温，入肝、肾经。《中华人民共和国药典》中记载，杜仲可以"补肝肾，强筋骨，安胎。用于肝肾不足、腰膝酸痛、筋骨无力、头晕目眩、妊娠漏血，胎动不安"。所以，杜仲具有强筋骨、益肝肾、补中益气、安胎补虚的功效，可用于肝肾不足引起的腰酸腿软、体乏无力、头痛眩晕等症的治疗。现代医学研究发现，杜仲含有包括人体必需氨基酸在内的 17 种氨基酸及铜、镁、钙、钾等 15 种矿物质，能加速人体新陈代谢、清热利尿、抗菌消炎、增强人体免疫力，起到排毒养颜、延年益寿的功效。

■□ 降压功效

研究证实，杜仲可以双向调节人体血压，降低人体内胆固醇的含量，分解体内多余脂肪，减轻血管负担，改善血管内环境，保持血管弹性。此外，杜仲还具有很好的利尿作用，并能改善高血压病患者的头晕、失眠等症状。

温馨提示

虽然杜仲具有良好的治疗及保健作用，但明代缪希雍在《本草经疏》中说："肾虚火炽者不宜用。即用当与黄柏、知母同入。"就是说，阴虚火旺的患者不宜服用杜仲，如果要食用的话，应该与黄柏、知母一同服用。此外，杜仲不能与蛇皮、玄参同服。

绞股蓝
调节血压功能并保护心肌

■□ 小档案

绞股蓝为双子叶植物的绞股蓝属，草质藤本，全草均可入药，又叫七叶胆、小苦药、公罗锅底、神仙草等，被民间称为"不老长寿药草"，位列"星火计划"中"名贵中草药"的首位，在世界亚热带及北亚热带地区都有分布。在我国，以陕西平利的绞股蓝品种最多，质量最好。其他地方，如湖北、湖南、江苏等地也有栽培。

■□ 药理作用

绞股蓝味苦、微甘，性寒，入脾、肺、心、肾经。《明清中医临证小丛书》中记载："绞股蓝补气养阴，清肺化痰，养心安神，生精固精。"除此之外，绞股蓝还能清热解毒、止咳祛痰、补脑安神、健身强体、增强人体的免疫功能，特别适用于气管炎、咽喉炎、失眠健忘、胸闷气短等症的治疗。现代研究还发现，绞股蓝主要含有多种绞股蓝皂苷，有很好的降压作用，此外，还含有黄酮苷、糖类、微量元素及氨基酸等。

■□ 降压功效

研究证实，绞股蓝中含有的绞股蓝总苷主要功效为降血脂，同时可使血小板聚集，扩张冠脉及全身血管，从而防止动脉粥样硬化，降低人体血压。所以，绞股蓝能有效地使高血压病患者的血压降低，还能降低心脑血管病的发生率，改善预后。此外，绞股蓝能稳定神经系统，具有镇静、滋阴、改善睡眠的功效，且绞股蓝没有毒副作用，特别适合高血脂、高血压病患者长期服用。

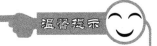
温馨提示

虽然绞股蓝没有副作用，但有一部分患者食用后容易出现恶心呕吐、头晕眼花、腹泻耳鸣等症状，可暂停用，或请教专业医师后再决定是否继续食用。

地骨皮

降低血压，阻断交感神经末梢并直接舒张血管

■□ 小档案

地骨皮为茄科植物枸杞的干燥根皮，又被称为枸杞根、地铺、红耳坠根等。地骨皮呈筒状或卷片，外表面粗糙易剥，为棕黄色或灰黄色，内表面比较平坦，为黄白色，质脆易断。植株枸杞为多年生灌木，最高达 2 米，适宜在有阳光的干燥处生长，在我国主要产于山西、浙江、江苏等地。

■□ 药理作用

地骨皮味甘淡，性寒，无毒，入肺、肾经。《名医别录》中记载地骨皮"主风湿，下胸胁气，客热头痛，补内伤大劳嘘吸，坚筋，强阴，利大小肠，耐寒暑"。所以地骨皮可以清热凉血、润肺降火，适用于治疗发热咳嗽、目赤肿痛、食欲不振、口舌生疮等。现代医学研究发现，地骨皮含有甜菜碱、苦可胺、亚麻酸、蜂花酸、桂皮酸等营养物质，其中的 1,2,3,4,7-五羟基-6-氮杂双环辛烷和 1,4,7,8-四羟基-6-氮杂双环

辛烷可作为免疫调节药、肿瘤抑制药等，(S)-9-羟基-10E，12Z-十八碳二烯酸等有机酸具抗血管紧张素Ⅰ转变酶活性。因此，地骨皮还能治疗高血压病、扁平疣、泛发性皮炎、牙髓炎疼痛和疟疾等疾病。

■□ 降压功效

地骨皮可以有效地降低高血压病患者的血压，降压作用持久稳定，对血压高引起的各种临床症状都有不同程度的改善，而且没有副作用。地骨皮的降压原理尚不明确，初步研究认为其降压作用与人体中枢神经有关，有阻断交感神经末梢兴奋及直接舒张血管的作用。此外，地骨皮还可以有效降低血糖，使血糖控制在正常范围以内。唐代孟诜在《食疗本草·枸杞》中有记载："根：主去骨热，消渴。"消渴即糖尿病。所以，地骨皮特别适用于伴有糖尿病的高血压病患者。

温馨提示

地骨皮性寒，明代倪朱谟在《本草汇言》中记载："虚劳火旺而脾胃薄弱，食少泄泻者宜减之。"所以脾胃虚寒的患者应忌服。此外，地骨皮不能与铁及铁制品一起存放。

牡丹皮
清热活血，有效降压

■□ 小档案

牡丹皮是毛茛科植物牡丹的根皮，经加工、晒干而成，又被称为牡丹根皮、丹皮、丹根。牡丹皮有原丹皮及瓜丹皮之分，除了外表面颜色不同外，其他的都相同。原丹皮外表面为灰褐色或黄褐色，瓜丹皮则为粉红色或淡红色。两种牡丹皮均为筒状或半筒状，有的张开，有的向内卷曲，长短不一，最长的可达20厘米，内表面呈灰黄色或浅棕色，有发亮结晶，质硬、脆易断，有芳香气味。植株牡丹为落叶小灌木，最高1.5米，在我国河北、河南、陕西、甘肃等地均有分布。

■□ 药理作用

牡丹味苦、涩，有麻舌感，性微寒，入心、肝、肾经。《本草纲目》中记载牡丹皮能"滋阴降火，解斑毒，利咽喉，通小便血滞。后人乃专以黄檗治相火，不知丹皮之功更胜也。赤花者利，白花者补，人亦罕悟，宜分别之"。所以，牡丹皮具有凉血清热、消肿止痛、活血散淤的功效，适用于痛经、闭经、跌打伤痛、风湿热等疾病。现代研究表明，牡丹皮含有芍药苷、氧化芍药苷、苯甲酰芍药苷、牡丹酚等有机物，能增加冠脉血流量，同时降低心肌耗氧量，其中的牡丹酚具有抗动脉粥样硬化的作用，能明显降低原发和肾型高血压病患者的血压，芍药酚还能抑制血小板聚集，减少血栓的发生。而其中的没食子酸对大肠杆菌、伤寒杆菌、溶血性链球菌、肺炎球菌、霍乱弧菌等均有较强的抑制作用，增强人体免疫力。

■□ 降压功效

牡丹皮可以有效地降低人体的血压，其降压原理是因为牡丹皮对心血管的影响。研究证明，牡丹皮可以减少心输出量，同时还能使冠脉血流量增加，降低血管外周阻力，所以，牡丹皮对原发及肾性高血压有显著降压作用。除此之外，牡丹皮还能防止血小板聚集，抑制血栓及动脉粥样硬化斑块的形成，也起到了一定的降压作用。

温馨提示

牡丹皮性寒，《本经逢原》中记载："自汗多者勿用，为能走泄津液也。痘疹初起勿用，为其性专散血，不无根脚散阔之虑。"此外，体虚又寒的患者慎用，孕妇及月经过多的人也不宜服用。

钩藤
含降压成分钩藤碱，疗效温和并持久

■□ 小档案

钩藤是茜草科植物钩藤及其同属植物的带钩茎枝，同属植物包括华钩藤、毛钩藤、大叶钩藤及无柄果钩藤等。钩藤又可以称为钓藤、莺爪风、金钩藤等，属多年生木质藤本，最高的钩藤可达3米，在我国浙江、广东、江西、湖南等地均有分布。经炮制后的钩藤呈黄褐色至紫红色，茎上有节，节上有钩，钩上为黄褐色毛。茎为圆柱形，内有黄白色髓。质硬，不易断。

■□ 药理作用

钩藤味甘，性微寒，入心包、肝经。《本草纲目》中记载："钩藤，手、足厥阴药也。足厥阴主风，手厥阴主火，惊痫眩晕，皆肝风相火之病，钩藤通心包于肝木，风静火熄，则诸症自除。"所以，钩藤能平抑肝阳、清热去火，可用于治疗肝阳上亢引起的头痛头晕、目赤肿痛等症。现代医学研究发现，钩藤含钩藤碱、异钩藤碱、柯诺辛因碱等物质，具有镇静、降压的疗效，主要用于小儿惊痫及高

血压的治疗。

■□ 降压功效

据临床医学研究表明，钩藤对早、中期的高血压病患者有很好的降压作用，通过对 120 名患者的临床观察显示，其血压均有不同程度的下降，有的甚至可降至正常范围或接近正常范围。与此同时，高血压引起的各种症状，如头晕头痛、心慌气短、失眠健忘等，都有所下降或消失。

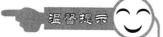

温馨提示

虽然钩藤降压作用明显，但是不宜长时间蒸煮，煮沸超过 20 分钟时，有效成分就会被破坏，时间越长，破坏越多，所以钩藤不能久煎。除此之外，《本草新编》中记载：钩藤"最能盗气，虚者勿投。"因而体质虚弱者不能服用，无实热者也应忌服。

芹菜子
降压效果显著且无任何毒性作用

■□ 小档案

芹菜子是伞形科植物芹菜的种子。芹菜即香芹，又叫药芹。

■□ 药理作用

芹菜子味甘，性温，无毒。传统医学认为，芹菜子具有平抑肝阳、祛风利湿、镇静安神、清热解毒的作用，有显著降低血压的功效。现代研究表明，芹菜子含有桉油醇磷甲氧基酚，伞花内酯、芹菜素、亚麻酸等营养物质，还有钙、镁、锌等矿物质。众所周知，芹菜有预防高血压、动脉粥样硬化的功效，但芹菜子所含有效成分是芹菜的 50 倍，所以降压效果更明显。此外，芹菜子对风湿关节炎、痛风等都有一定的治疗作用。

■□ 降压功效

芹菜可以利尿消肿，有很好的降压疗效。此外，研究还发现，芹菜子中含有的芹菜甲素能增强脑功能，改善其能量代谢，且具有镇静安神的作用，还能抗惊厥，而且没有副作用，对高血压的预后有较好的预防及保健作用。

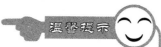

温馨提示

芹菜子降压效果好，但是对于男性而言，还是应该少吃为好。研究表明，男性食用过多芹菜，可能影响其性功能。

猪毛菜

降低血管张力，从而降低血压

■□ 小档案

猪毛菜为藜科植物，又叫做扎蓬棵、刺蓬、猪毛缨等，除去泥沙、晒干后备用即可。猪毛菜为一年生草本植物，最高达 100 厘米，在戈壁荒滩及盐碱地中均能生长，分布于我国北方及江苏、安徽等地。猪毛菜作为药材时，呈黄白色，叶子干后常破碎。

■□ 药理作用

猪毛菜味淡，性凉，入肝经。传统医学认为，猪毛菜具有平肝潜阳、润肠通便的作用，所以，猪毛菜主要用于高血压病及便秘的治疗。现代研究发现，猪毛菜含有蔗糖、葡萄糖、甘露醇等营养物质，除降压外，还有镇静的作用。

■□ 降压功效

猪毛菜能显著降低高血压病患者的血压，是因为它能抑制血管运动中枢及交感神经，直接舒张血管，从而降低血管外周阻力。剂量越大降压效果越明显，但剂量不能过大。

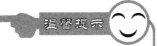
温馨提示

猪毛菜可以降压，但剂量不能过大，否则就会抑制心脏。此外，孕妇忌用。

莲子心

莲心碱释放组胺，使外周血管扩张，从而降低血压

■□ 小档案

莲子心就是从莲子中剥取的莲心，晒干即成。药用的莲子心呈棒状，最长的不到 2 厘米，顶端有分叉，长短不一，一般为绿色；中央有胚芽，为类圆柱形，呈黄绿色。莲子心质脆易断。

■□ 药理作用

莲子心味苦，性寒，入心、肺、肾经。《本草再新》中记载莲子心可以"清心火，平肝火，泻脾火，降肺火。消暑除烦，生津止渴，治目红肿"。就是说，莲子心可以益肾止泻、清热去火、养血安神，适用于心悸失眠、头痛眩晕、夜寐多梦、腰腿酸软等症。现代研究发现，莲子心含有莲

心碱、异莲心碱、荷叶碱等，还有黄酮类物质，强心作用较强，能安神助眠，还可以提高人体的记忆力，预防老年痴呆的发生。

■□ 降压功效

研究表明，莲子心含有丰富的钙、磷、钾，这些物质都有助于降低人体内的钠含量，使高血压病患者的血压下降。此外，莲子心还能扩张外周血管，降低外周阻力，对血压的降低很有好处。

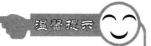

温馨提示

莲子心副作用很少，一般人均可饮用，但脾胃虚寒者应慎用。

昆布
富含钙质，有效防治高血压

■□ 小档案

昆布又名海带，是海藻类植物之一，被人们誉为"长寿菜"、"海上蔬菜"、"含碘冠军"。海带一般为褐色或墨绿色，最短的也有2米，长的可达7米。其质柔韧如带，又生长在大海中，故有此名。

■□ 药理作用

昆布味咸，性寒，入肝、肾、胃经。缪希雍在《本草经疏》中记载："昆布，咸能软坚，其性润下，寒能除热散结，故主十二种水肿、瘿瘤聚结气、瘘疮。"所以，海带具有软坚散结、利水除湿的功效。现代研究发现，海带含甘露醇、海带氨酸、氧化钾、碘、钙等营养物质及多种维生素和氨基酸，其中的甘露醇能利尿消肿，钾、钙等离子可以降低血压，胶质可以促进放射性物质的排出。此外，海带还可以调节女性内分泌水平，预防乳腺增生等疾病的发生。海带中的优质蛋白质和不饱和脂肪酸，对心脏病、糖尿病、高血压有一定的防治作用。

■□ 降压功效

海带有很好的降压作用。海带中的甘露醇及钾、钙等物质，可以促进体内水钠的排除，减少血容量、大量的不饱和脂肪酸和膳食纤维，能促进胆固醇的排泄，减少胆固醇在血管壁上的附着，预防动脉硬化的形成，丰富的钙还能减少胆固醇的吸收。所以，海带根可以有效地降低人体的血脂和血压，适合伴有高血脂的高血压患者长期食用。

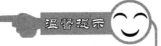

温馨提示

食用海带之前应该充分浸泡，以消除附着在海带表面的砷，但时间过长，会丢失大量水溶性营养物质，所以海带的浸泡时间最多为6小时。海带与茶、酸性水果不宜一起食用。此外，孕妇及乳母不宜过多食用海带，甲状腺功能亢进症患者应忌服。

莱菔子

胃口大开，助你降低血压

■□ 小档案

莱菔子就是十字花科植物萝卜的种子，成熟后晒干即成，又被称为萝卜子、萝白子、菜头子等。莱菔子外形为椭圆形或类卵圆形，略为扁状，最长不到5毫米，大多呈红棕色，也有棕黄色或棕灰色，附带种脐。植株萝卜为一年生植物，在我国各地均有栽培。

■□ 药理作用

莱菔子味甘、辛，性平，入肺、脾、胃经。《本草纲目》中记载："莱菔子之功，长于利气。生能升，熟能降，升则吐风痰，散风寒，发疮疹；

降则定痰喘咳嗽，调下痢后重，止内痛，皆是利气之效。"所以，莱菔子可以止咳化痰、润肠通便，可用于治疗老年便秘、长久咳嗽及痢疾等症。现代医学研究发现，莱菔子含莱菔素、芥子碱、亚油酸、亚麻酸及多种氨机酸、维生素等，具有抗菌消炎、止咳祛痰、利尿平喘等功效，还能降低胆固醇，防治动脉粥样硬化。

■□ 降压功效

莱菔子的利尿作用特别强，能促进水钠的排泄，还能降低血管阻力，对肺动脉压及体动脉压均有缓和而持续的降压作用，且疗效稳定，没有任何明显副作用，适合高血压病患者长期服用。

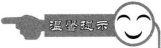

温馨提示

莱菔子能降压，但破气功能更强，所以气虚患者应慎用，没有食积痰滞的患者也不宜服用。此外，莱菔子不能与人参一起服用。

辛夷

所含挥发性成分能降低血压

■□ 小档案

辛夷就是木兰科植物望春花、玉

兰、武当玉兰的花蕾，又叫做木栏、木兰、紫玉兰、侯桃、房木等。因为其花苞长，尖锐如笔，俗称为木笔。不同品种的辛夷，性状也不相同。望春花植株为落叶灌木，其花苞呈长卵形，最长为 2.5 厘米，皮孔类白色；玉兰则为落叶乔木，花苞长 1.5～3 厘米，皮孔淡棕色；而武当玉兰的花苞长 2～4 厘米，皮孔棕红色。在我国，野生辛夷已经很少见，多为人工栽培，主要分布于河南潢川县，湖北、山东、四川等地也有种植。

■□ 药理作用

辛夷味辛，性温，无毒，入肺、胃经。《名医别录》中记载辛夷能"温中解肌，利九窍，通鼻塞、涕出，治面肿引齿痛，眩冒，身洋洋如在车船之上者。生须发，去白虫"。适于治疗鼻炎、鼻塞、头痛等证。现代医学研究发现，玉兰花蕾中含有柠檬醛、丁香油酚、桉叶素等物质，具有消炎抑菌、降低血压的作用。

■□ 降压功效

辛夷的降压作用不是很强，且与中枢神经没有多大的关系，而是通过扩张血管、降低外周阻力、阻断神经节起到降压作用，对于老年性高血压疗效较好。

温馨提示

《本草经集注》中记载："芎藭为之使。恶五石脂。畏菖蒲、蒲黄、黄连、石膏、黄环。"所以，辛夷不能与五石脂、石菖蒲、蒲黄、黄连、石膏一起服用。此外，阴虚火旺及气虚体质的人不能食用辛夷。

仙人掌
清除体内多余胆固醇，降血压、血脂和血糖

■□ 小档案

仙人掌为多年生植物，原产地是南、北美洲，主要分布在热带、亚热带干旱或沙漠地区。为了减少水分蒸发，仙人掌的叶子演变成短小的刺，茎部为肥厚肉质形状，根系很发达，下雨天时能最大限度地吸收水分。日常生活中，我们多把仙人掌作为一种观赏植物，其实它有很高的药用价值，除此之外，还可以食用，营养丰富。仙人掌中含有丰富的维生素 A、和维生素 C，近年来，很多国家把仙人掌作为一种治疗动脉硬化、糖尿病、肥胖症的良药。

■□ 药理作用

味苦、涩，性寒，入心、肺、胃三经。《闽东本草》记载："能去痰，解肠毒，健胃，止痛，滋补，舒筋活络，疗伤止血。"从这些记载中可知仙人掌对治疗肾炎、糖尿病、动脉硬化、高血压、心脏病、肥胖症等疾病有很好的疗效。仙人掌中含有丰富的维生素，能够降低人体对脂肪、胆固醇、葡萄糖的吸收。

■□ 降压功效

传统医学认为，仙人掌有清热解毒、舒经活血的功效。仙人掌中含有丰富的维生素和微量元素，维生素 B_2 和可溶性纤维的含量很多，高钾、低钠、低糖，钾能减低人体内钠的含量，非常适合高血压病患者食用。

温馨提示

仙人掌除了药用外，还可以做成味美可口的点心。仙人掌是墨西哥的国花，据说在墨西哥，仙人掌有100多种烹饪方法，可蒸炒煮拌。仙人掌的刺里含有毒汁，人被刺到后可能会出现红肿、瘙痒等症状，但没有较大危害。

山楂干
具有显著的扩张血管及降压作用

■□ 小档案

山楂干是将新鲜的山楂果切成片后烘干或者晾干而成的。山楂又名海红、山里果子等，果实呈球状，直径一般在0.8～1.4厘米之间。山楂为蔷薇科落叶小乔木，适应能力强，病虫害较少，而且抗洪涝能力特别强，极易种植，野生山楂多生长在山谷或山地灌木丛中。山楂成熟后，直接采摘就能吃用，酸甜可口，能生津止渴，还有很高的药用价值。同时，山楂干中也含有丰富的维生素和矿物质，颇具药用价值。

■□ 药理作用

山楂味酸、甘，性微温，入脾、胃、肝经。含有丰富的有机酸，如山楂酸、酒石酸、柠檬酸、苹果酸等。山楂中含有解脂酶，能促进胃酸的分泌，有助于肉类脂肪的分解和胆固醇的转化，能增强心肌收缩力，调节血脂及胆固醇。因此，吃肉或是油腻太多时，可吃些山楂，有助于消化。另外，山楂中的黄酮类化合物牡荆素，还有很好的抗癌效果，能对癌细胞的生长有一定的抑制作用。

■□ 降压功效

山楂干除了消食化积外，还有活血化瘀的功效。山楂中含有的山萜类、黄酮类成分，能起到扩张血管的作用，降压效果显著。

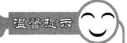

温馨提示

山楂干虽酸甜可口，药用价值很高，但也不可多食。中医认为，山楂虽有消食的功效，但只消不补，所以脾胃虚弱者慎用。山楂酸甜可口，山楂片、山楂糕等是很多孩子喜爱的食物，但儿童不宜吃得过多，因为他们正处于牙齿更替、生长时期，吃得过多对牙齿不好。孕妇要禁吃山楂，妊娠期的孕妇爱吃酸的食物，但不能吃山楂，山楂会刺激子宫收缩，极易诱发流产。

芦荟

促进血液循环，从根本上降压

■□ 小档案

芦荟，又可称之为荟芦，生于热带，生性惧寒，主要分布于非洲、地中海等地，为多年生常绿草本植物。芦荟品种很多，据考证，野生芦荟多达300多种，但可食用的仅6种，在这6种中，药用价值较高的有：洋芦荟、库拉索芦荟、好望角芦荟、元江芦荟等。芦荟有美白、祛斑、防晒、保湿、清热解毒等疗效，有"植物医生"的美称，深受许多爱美女士的青睐。芦荟还是一种很常见的观赏植物，各种品种的芦荟形态和性质差别很大，盆栽样式各有不同，千姿百态。

■□ 药理作用

芦荟味苦，性寒，归肝、大肠经。《本草纲目》中记载："性味：苦，寒，无毒。主治：热风烦闷，胸膈间热气，明目镇心，小儿癫痫惊风，疗五痔，杀三虫及痔病疮瘘，解巴豆毒"，是杀菌消炎、清热解毒、健胃下泄的良药。芦荟还有强心活血的功效，芦荟中的异柠檬酸钙能软化血管、促进血液循环、舒张毛细血管，有减轻心脏负担的疗效。此外芦荟还是美容养颜的良药，芦荟中含有多糖和维生素，能美白、保湿，去除粉刺。

■□ 降压功效

芦荟中含有扩张毛细血管的成分，

在促进血液循环的同时，还能提高心脏机能。芦荟中所含的大量多糖体，可以减低胆固醇，软化血管。另外，芦荟有杀菌解毒、利尿下泄的作用，能消解药物的毒性作用对身体造成的危害。

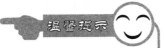

温馨提示

芦荟味苦、性寒，脾胃虚弱或虚寒体质的人不适合食用，对于此类病人非但不能起到治病作用，还会加重病情。中年人要慎食芦荟。人到中年气血亏虚，应多食温和、甘润食物，而芦荟这种寒性的食物要慎重选择。

灵芝
疏通血管降血压

■□ 小档案

灵芝全称灵芝草，性味甘平，外形似伞状，菌盖有肾形、半圆形或近圆形。皮壳颜色呈黄褐色至红褐色，菌肉呈白色至淡棕色。灵芝在我国分布较为广泛，另外欧洲、美洲、非洲以及亚洲东部也都分布着不同产量的灵芝。

■□ 药理作用

灵芝性平味甘，归肝、肺、肾

经，有扶正固本、增强免疫力的功能。一般药物只对某种疾病起到治疗的作用，而一般的营养保健品也只能补充和强化某些营养素，但灵芝却能双向调节人体机能，提高人体免疫力，促进所有内脏和器官的正常发展。

■□ 降压功效

灵芝包含150多种营养成分，其中有机锗能够促进人体代谢和血液循环，避免血管淤积，软化和疏通血管，防止小动脉痉挛，降低小动脉血管张力，从而降低血压。

温馨提示

除个别对灵芝过敏的人群，大多数人均可食用灵芝。但需要注意的是，手术前、后一周内以及大出血病人不宜吃灵芝。

白芍
扩张动脉降血压

■□ 小档案

白芍为多年生草质藤本，根呈灰色，圆柱状。叶呈耳圆形。花冠呈白色，裂片为长圆形，副花冠呈杯状，裂片中部有褶皱。白芍产自湖南、贵州、广西、云南等地，生长在1500～2800海拔高度的山地、溪谷疏林和山坡路边。白芍的枝叶有毒，可以用来除掉农业害虫。其根部毒性强烈，甚至可以毒杀虎类野兽。

■□ 药理作用

白芍有养血柔肝、缓中止痛、敛阴收汗的作用，能够治疗痢疾拉肚、阴虚发热、月经不调和崩漏、带下等症状。白芍同甘草配合还可以缓解胸腹和四肢疼痛，具有极高的药理功效。

■□ 降压功效

白芍中的d-儿茶精和没食子酸乙酯能够抗血栓和抗血小板聚集，对于心血管系统有扩张冠状动脉的作用，从而有利于降低血压。

温馨提示

白芍性寒，因此有风寒、脾胃虚寒、肾阳虚衰的患者要尽量避免食用白芍。女性若有月经不调、白带量多质稀或腰腹酸痛的，要减少大量或单味食用白芍。

罗汉果
降压降脂有疗效

■□ 小档案

罗汉果又叫假苦瓜、拉汗果、金不换、罗汉表、光果木鳖等，更被人赞为"神仙果"，是葫芦科多年生藤本植物的果实。它夏天开花，秋天结果，主要分布在广西壮族自治区桂林市永福县龙江乡、龙胜和百寿等镇。罗汉果呈圆形或长圆形，长度在6～11厘米，直径在4～8厘米。由于果皮较薄，所以干后的罗汉果易脆。

■□ 药理作用

罗汉果味甘性凉，归肺、大肠经，能够凉血、滑肠排毒、润肺化痰、生津止渴，也可以抗衰老。现代医学证明，罗汉果中含有大量的果糖、十多种人体必需的氨基酸、脂肪酸、维生素C、黄酮类化合物，以及微量元素等，能够治疗血管硬化、冠心病、肥胖症等。它具有很高的营养价值，可以化痰止咳、清热解暑、清肺润肠，对于治疗慢性支气管炎、支气管哮喘、咽喉炎、百日咳、胃热、便秘等方面也有很好的疗效。

■□ 降压功效

　　罗汉果对于高血压具有显著的疗效，此外罗汉果含有丰富的维生素C，可以美容养颜、延缓衰老和抗癌，同时还有降血脂和减肥的功效，能够辅助治疗高血脂。

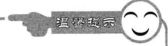

温馨提示

　　罗汉果最大的副作用就是伤脾胃，不太适合体质寒凉、敏感的人食用。

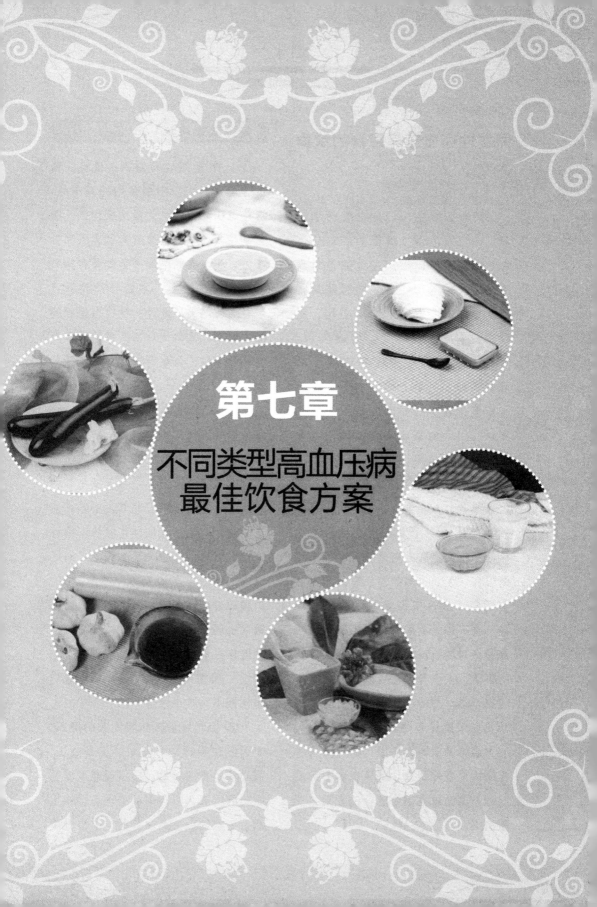

第七章

不同类型高血压病最佳饮食方案

原发性高血压病患者的饮食方案

高血压病是人们日常生活中最常见的也是危害人类健康的疾病之一，它是动脉血压高过人体正常水平而引发的一种疾病，同时还常常伴有很多的并发症，如冠心病、糖尿病、卒中、肥胖症、高血脂等。有95%以上的高血压病患者无法确定病因，医学上称之为原发性高血压病；较少的一部分是由于某些疾病而引发的临床表现，被称之为继发性高血压病。

早期的高血压往往无明显表现，多数患者也不够重视，很多人都是在偶然的体检中才发现自己患有高血压，并且认为高血压是一种特别常见的疾病，无须过多关注。有的病人甚至适应了高血压带来的一些不良反应，并不感觉身体有什么不适。忽视或放弃对高血压的治疗是一件很危险的事情，人全身的血管处于一种高压状态，会对身体产生极大的危害。医学及临床试验表明，高血压是卒中、心力衰竭的第一大诱因，是导致这些疾病的最危险因素，如果患者不加强对高血压的重视很可能会诱发更加严重的疾病。

■□ 饮食建议

① 限制钠盐的摄入。食盐、酱油等是人们生活中最常用的调味品，这些调味品中含有大量的氯化钠，氯化钠在人体中会被分解为氯离子和钠离子，而过多的钠离子会刺激身体某些激素分泌过多，进而导致动脉痉挛、血压增高。此外，钠盐有很好的吸水效果，人每天食入的钠盐过多就会导致钠离子潴留细胞外而引起水肿。

② 超重患者要注意控制体重。临床研究证明体重和高血压有着明显的相关性，超重及肥胖的人患高血压的概率非常高。因此，超重及肥胖的人最好能限制饮食，尤其不要吃高能量的食物，应多参加体育锻炼，很好地控制自己的体重，达到预防疾病的目的。此外，有的人体重虽然正常，但腹部过胖，大腹便便，患高血压的概率也明显高于体态均匀者。总之，要能很好地控制每天能量的摄入，俗话说"病需七分养，饭要八分饱"，每顿饭不宜吃得过饱。

③ 控制好脂肪和胆固醇的摄入。胆固醇和脂肪是引发肥胖、高血压、冠心病的重要因素。应尽量减少动物脂肪的摄入，在食用油上可选择花生油、玉米油、芝麻油等含有丰富维生

素和较多亚油酸的植物油，能很好地预防血管破损、心脑血管疾病。

④ 多吃富含维生素、膳食纤维的食物，如淀粉、玉米等。

⑤ 禁烟酒，也不要喝浓茶、咖啡等。

■□ 可选食物

土豆、芋头、茄子、海带、莴笋、冬瓜、西瓜、柑橘、牛奶、酸牛奶、芝麻酱、虾皮、绿色蔬菜等。这些食物可增加血管弹性，促进血液循环，并能改善心肌的收缩能力，对心血管有很好的保护作用。还可选择山楂、香菇、大蒜、平菇、蘑菇、黑木耳、银耳等降脂食物。

■□ 食谱举例

早餐：豆浆、面包、小米粥。

午餐：馒头1个、清蒸鱼，肉丝芹菜、橘子1个。

晚餐：米饭1碗、拌黄瓜、木耳鸡蛋。

早餐：鸡蛋1个、面包、芹菜粥。

午餐：馒头1个，香菇鸡、拌海带丝、鸭梨1个。

晚餐：米饭1碗、炒油菜、白菜萝卜汤。

睡眠性高血压病患者的饮食方案

研究表明，人的睡眠会影响血压。血压随昼夜的交替而变化，中午时分达到最高，早晨逐渐上升，夜间慢慢下降。人在进入睡眠后，血压也随之下降。一般情况下，人在刚刚入睡时（浅睡眠）血压会下降10%左右，到了深度入睡后，会下降15%左右。睡眠性高血压病是一种特殊的高血压病，是指人在入睡后血压不降反高。

对于患有睡眠性高血压病的人来说，最重要的是保障气道顺畅。只要气道能够保持畅通，多数病人气压会正常下降。要保证睡眠的质量，睡姿采取右侧卧位比较好。在睡姿中，侧卧要比仰卧、俯卧好，侧卧时，脊柱多呈S形，全身的肌肉能得到较好的放松。与左侧卧位相比，右侧卧位能更好地减轻身体对心脏造成的压力。右侧卧睡还有利于胃肠道的正常运行。对于那些有心脏病、胃病的朋友还是采取右侧睡眠会比较好。

睡眠性高血压病与睡眠时呼吸的深浅、快慢、心脏跳动的快慢有关，当身体内二氧化碳浓度升高时，交感活动增强时，极易导致血压不降反升的现象。有阻塞性睡眠呼吸暂停综合征的患者要多加注意。

睡眠性高血压病多见于老年人。老年人由于年龄较高，身体组织功能的退化，易出现阻塞性睡眠呼吸暂停。据研究发现：50%～90%阻塞性睡眠呼吸暂停的患者可合并高血压，而30%～50%的高血压常又合并有阻塞性睡眠呼吸暂停。因此，睡眠性高血压病的发病率很高。

研究发现，低能量饮食可以改善阻塞性睡眠呼吸暂停病症。因此，患者在日常生活中要严格控制能量的摄入。

■□ 饮食建议

睡眠性高血压病，与原发性高血压病在饮食原则上大体一致：饮食要清淡、少盐；控制好胆固醇、脂肪的摄入；多吃水果和蔬菜；主食粗细搭配要适宜；低能量饮食。此外还需特别注意的是，睡眠性高血压一定不要在睡前吸烟、喝酒、吃催眠药。吃催眠药有抑制呼吸的作用，对于老年人，尤其是对患有阻塞性睡眠呼吸暂停综合征的患者是非常危险的，会使病人呼吸更加困难。

■□ 可选食物

① 谷物和豆类：荞麦、玉米、燕麦、黑豆、小豆、绿豆。

② 蔬菜类：茄子、黄瓜、大蒜、芹菜、豌豆。

③ 水果类：橘子、苹果、香蕉、梨、猕猴桃。

■□ 食谱举例

早餐：花卷、小米粥。

午餐：馒头1个、清炒苦瓜、橘子1个。

晚餐：米饭1碗、番茄冬瓜、鱼丸菠菜汤。

早餐：鸡蛋1个、面包、燕麦粥。

午餐：馒头1个，木耳鱼片、拌海带丝、鸭梨1个。

晚餐：米饭1碗、肉片番茄炒扁豆、番茄冬瓜汤。

肾性高血压病患者的饮食方案

要了解肾脏与高血压的关系，首先需看看肾脏是如何工作的。肾脏的主要功能是将血液中的废物排出，当血液流入肾脏的时候，肾脏就会过滤出血液中的废物，这些废物会以尿的形式排出体外。正常情况下肾脏会从血液中排出大量的钠和水，但如果体内的钠和水过多，而肾脏又无法将它们排出时，肾脏就会采取一种强制措施——升高血压，以达到把它们赶出体外的目的，类似于我们熟悉的净水器工作原理。可见，高血压与肾脏有着紧密的联系，各种肾病都可能引起高血压。肾性高血压，主要是由于肾脏及肾动脉病变而引起的血压升高。肾脏会引起高血压，反过来高血压也会影响肾脏健康，由于各种原因导致的高血压日久也会引起肾病病变。有统计资料显示，原发性高血压中有约10％～15％将发展至肾功能不全。

■□ 饮食建议

肾性高血压病患者在饮食上要把握"三少两多"原则：

① 少糖。肾性高血压病患者要少吃甜食，甜食中往往含有大量的糖分，在体内会转化成脂肪，易导致动脉硬化。

② 少盐。饮食要以清淡为主，避免吃咸食，不要食盐过多，最好是低盐。世界卫生组织规定：每人每天摄盐量在 6 克以下。少盐，对于轻度高血压病患者可使血压恢复正常；对中重症患者，能使降压药物的疗效得到更好的发挥。此外很多调味品中含有我们看不到的盐，需要特别注意，如酱油、味精、香肠、酱牛肉以及各种罐头、快餐、饮料等。

③ 少食高脂肪高胆固醇食品。

动物的肝、肾、脑、心等尽量少吃，这些食物中一般含有很高的胆固醇，会加速动脉硬化。

④ 多吃优质蛋白。富含优质蛋白的食物主要有鱼、牛奶、鸡蛋、瘦肉及豆类食品等。

⑤ 多吃含钙丰富的食物。肾性高血压病患者每天吃高钙食物，能起到很好的降压效果。含钙丰富的食物有黑木耳、核桃、海带、虾皮等。

■□ 可选食物

① 蔬菜类：胡萝卜、红薯、南瓜、西红柿，黑木耳（能防止血栓）、鲜蘑菇、芹菜等各种绿叶蔬菜。

② 谷物类：燕麦、黄豆、玉米、大米、小豆。

③ 蛋肉类：虾、瘦肉、沙丁鱼、鸡蛋。

④ 水果：橘子、苹果、香蕉、梨、猕猴桃、柿子、菠萝、核桃、西瓜。

⑤ 饮料：菊花乌龙茶、陈皮茶。

■□ 食谱举例

早餐：鸡蛋 1 个、豆浆 1 杯。

午餐：米饭 1 碗、蚝油炒三菇、木耳拌蜇丝。

晚餐：馒头 1 个、蒜蓉空心菜、酸枣仁生地粥。

早餐：花卷 2 个、苦荞粉粥 1 碗。

午餐：虾仁豆腐、海带小排汤、芹菜绿豆芽、馒头 1 个。

晚餐：燕麦粥 1 碗、蒸青鱼、高粱面馒头 1 个。

急进性高血压病患者的饮食方案

所谓急进性高血压病又称为恶性高血压病，大多由缓进性高血压病演变而来，也可以从患病之初即为恶性高血压病。其临床表现是血压迅速升高，短时间内即出现肾脏衰竭及心力衰竭症状，病情恶化很快，一旦血压升高，就会迅速出现血尿、蛋白尿、尿毒症、视力下降等症状，但没有视乳头水肿。急进性高血压病病情严重，危害极大，如果治疗不及时，还可能危及生命。

急进性高血压病与缓进性高血压病的不同之处。缓进性高血压病经过休息后就会恢复正常，只有患者精神过度紧张及情绪特别激动的时候才会出现。而急进性高血压病经过休息不会恢复，且常伴有以下四个特点：病程短，病情严重，早期即有肾功能衰竭及视网膜病变，患者中青年人居多。所以，高血压病患者一定要加强

对恶性高血压病的认识与重视，一旦自己出现血压急速升高、视物模糊、血尿等症状时，就应该去医院做一个详细的检查，以及早发现病情。

■□ 饮食建议

急进性高血压病常由四种原因引发而来，即吸烟、脂质代谢异常、糖耐量异常、肥胖。所以，已明确自己为急进性高血压病患者，或者有此倾向者，除了一般高血压的注意事项外，还应严格掌握以下原则。

① 禁止吸烟。吸烟有害健康，这是众所周知的。吸烟对于正常人就有很大伤害，何况是急进性高血压病患者。烟草中含有大量的尼古丁成分，这种物质能兴奋交感神经，促进儿茶酚胺的释放，导致人体心率增加、血压升高，对于急进性高血压病患者而言，极具危险，所以，恶性高血压病患者应禁止吸烟。

② 低脂饮食。形成急进性高血压病的第二大因素即脂质代谢异常，也就是平常所说的高脂血症。高脂血症主要是胆固醇及甘油三酯的增高，两者均可促进动脉粥样硬化的形成与加重，而动脉粥样硬化又是形成高血压的主要因素之一，所以，要想降低自己的血压，就要减轻血管的动脉粥样硬化，也就必须降低人体的脂肪摄

入。因此，急进性高血压病患者必须低脂饮食。

③ 低糖饮食。糖耐量异常大多是指糖尿病患者，糖尿病可以引起动脉硬化，这是人所共知的。除此之外，糖摄入过多，就可能转化为脂肪，使人体血脂含量上升，进一步促进血管硬化斑块的形成。所以，恶性高血压病患者必须低糖饮食。

④ 控制体重。有研究表明，肥胖患者患高血压的概率比非肥胖者要高出许多。急进性高血压病患者应该严格控制自己的体重，预防及改善自己血压高的症状。

■□ 可选食物

① 蔬菜类：白菜、甘蓝、萝卜、黄瓜、茄子、土豆、豇豆、菜豆、芹菜、香菜等。

② 谷物类：燕麦、荞麦、黄豆、玉米、小米、绿豆等。

③ 蛋肉类：鲫鱼、精肉、鹌鹑蛋等。

④ 水果：苹果、橘子、香蕉、山楂、菠萝等。

■□ 食谱举例

早餐：低脂牛奶1杯、蔬菜包子2个。

午餐：米饭1碗、肉片香干炒芹菜。

晚餐：馒头1个、小白菜炒木耳、鲫鱼豆腐汤。

早餐：煮鸡蛋1个、全麦切片2片、小米粥。

午餐：米饭1碗、木耳冬菇炒鸡肉、青椒海带丝。

晚餐：青菜肉丝面、青椒海带丝。

第八章

高血压病特殊人群最佳饮食方案

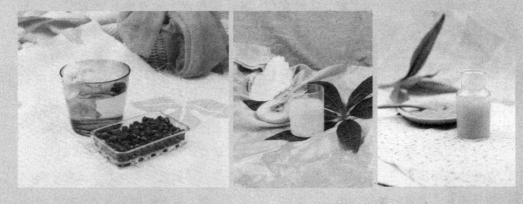

老年高血压病患者的饮食方案

随着年龄的增长，人的患病率也水涨船高。高血压就是老年人常见的病症之一。由于人体的自然老化，血管变得硬化而且没有弹性，极易引发高血压。老年人高血压的主要特点是：收缩压显著增高，舒张压变化不大，被称为"单纯收缩期高血压"。此外经研究证实，收缩压高和脑卒中有很大的联系，因此，对于老年人来说控制好自己的收缩压很重要。老年人要经常体检，以及时了解自己的血压情况。

■□ 饮食建议

① 少吃盐。流行病学调查证明，食盐摄入量与高血压有着直接联系，食盐量大的人患高血压的概率要比食盐量小的高出很多。并且，老年人的血压对盐分非常的敏感，稍不注意就会引起血压升高。因此，在日常饮食上老年人一定要清淡、少盐。

② 控制体重。俗话说得好"有钱难买老来瘦"，观察一下你身边的长寿老人，就会发现他们一般都比较瘦，肥胖的较少。肥胖是高血压的一大诱因。肥胖者能量摄入也多，一来加重了身体的负担，再者体内多余的热量能转化为脂肪贮存起来，对于体内血管来说也是一种压力。因此，控制热量摄入，保持理想体重是防治高血压的重要措施之一。

③ 多食含钙高的食物。据研究报告，每日膳食，钙摄入800~1000毫克，可防止血压升高。

④ 少吃糖。人随着年龄的增长，体内胰腺分泌的胰岛素逐年降低，因此对摄入的糖类不能及时地做出反应，极易出现高血压合并高血糖的现象。

⑤ 控制好膳食脂肪。食用油应多选植物油，减少动物脂肪的摄入量。动物性油脂中含饱和脂肪酸多，而植物性油脂中含不饱和脂肪酸较多。饱和脂肪酸会使体内的胆固醇增多，易引发血栓；而不饱和脂肪酸能降低血压，延缓血小板的凝结时间，抑制血栓，能预防卒中发生。因此，老年人应尽量选择植物油。此外一些低胆固醇、低饱和脂肪酸的食物也可选择，如新鲜水果、蔬菜、鱼、瘦肉、低脂乳等。

妊娠高血压病患者的饮食方案

妊娠高血压病是妇女妊娠期时的一种常见病。主要表现是血压升高、蛋白尿、水肿，严重的甚至会出现昏迷、抽搐、心肾功能衰竭及母子死亡，是妊娠期妇女不可忽视的疾病。

"子痫是指孕妇出现抽搐、痉挛，甚至昏迷的症状。它往往是从妊娠期高血压发展而来的。"北京大学第三医院妇产科杨教授介绍道，"部分女性妊娠后可能患上高血压，其中有些人除了血压升高，还伴有蛋白尿、病理性水肿等表现。这就是子痫前期。如果病情进一步进展，最终有可能发展为子痫。"

子痫会对母亲和胎儿的生命构成威胁。此外据欧美学者研究发现，这种疾病影响深远，母亲患有这种病，日后女儿得子痫的概率也非常高，并且即使孕妇得到治疗，当时没有受到多大影响，但日后患高血压、糖尿病、卒中等疾病的风险也比普通人要高。易患妊娠性高血压病的人群主要有：初产妇、高龄孕妇；身体超重者；营养不良，贫血患者；身体受季节变化影响，易生病者；原有糖尿病、慢性肾炎或是高血压的妇女；家里祖辈有患病史者等。如果属于易发人群的孕妇，要提前预防、及早做好准备，将危害降到最低。

妊娠高血压病，是怀孕妇女最常见的病症之一，提前做好预防工作很重要：定期检测血压，以及时掌握血压的变化情况，如发现血压升高、有蛋白尿、头晕等症状，要尽早处理，做到早发现、早治疗；加强饮食营养，多吃些含蛋白质、维生素的食物。母体如果营养不良、严重贫血，极易患妊娠性高血压。应增加运动量。

■□ 饮食建议

① 多食含维生素 C 和维生素 E 的食物。维生素 C 和维生素 E 能够起到抑制氧化的作用，减低孕妇血压升高的发病率。

② 控制好钠盐的摄入。盐是高血压的大敌，妊娠期间，每日食盐的摄入不要超过 5 克。除了少吃盐外，还要避免含盐量高的食品，如方便面的调料、腌制品、薰干制品、咸菜、酱菜、罐头等。

③ 减少动物脂肪的摄入。用植物性油脂代替动物性油脂。

④ 加强营养、多休息。孕妇要注意自身营养，多食含蛋白质、维生素、铁剂的食物，母体如果缺乏营养，对胎儿的发育不利，还极易导致妊娠高血压。

⑤ 高蛋白质、高钙、高钾以及低钠。孕妇在饮食上应坚持"三高一低"原则，多吃高蛋白质、高钙、高钾食物，降低钠的摄入，可多吃一些鱼、蛋、鲜奶、新鲜蔬菜等。

⑥ 饮食要合理搭配。合理调整

好膳食，控制体重的增加。

⑦ 减少能量的摄入。妊娠阶段，妇女的能量摄入一般较多，体重增长很快，超重极易诱发高血压。因此，对于那些孕前身体就过重或是已经有轻微妊娠高血压症状的妇女，要控制好自己的体重，能量摄入不要过多。

儿童高血压病患者的饮食方案

儿童高血压病并不常见，但隐匿性高、潜伏期长，如不及时发现成年后就会被高血压及高血压诱发的各种疾病所困扰。轻度的儿童高血压在相当长的时间内没有明显症状，甚至有的没有任何表现，但会像滴水穿石一般，慢慢地对人体的血管、心脏、肾脏等部位造成严重的伤害，给儿童的未来留下极大的健康隐患，严重的会导致心脑血管疾病、肾脏疾病，还可在没有任何征兆的情况下出现血管堵塞、破裂，突发性心脏病等危及生命的病症。

现在很多家庭都是独生子女，对孩子比较娇惯，家长生怕孩子会营养不良，让孩子吃了很多高能量、高蛋白的食物，结果是造成孩子营养过剩，身体超重。肥胖对儿童危害很多，一方面会使孩子的灵活性减低，另一方面肥胖还可能导致孩子血管出

现动脉粥样硬化，并且很难恢复。

■□ 饮食建议

① 减少食物中的盐分。高盐饮食能诱发儿童高血压病症。有研究发现，高盐饮食会提高儿童日后患高血压、心脏病、卒中的风险。

② 让孩子少吃快餐。随着人们生活水平的提高，快餐、饮料、零食已经成为了不少孩子的主食。然而，这些食物中往往含有很高的盐分、糖分、脂肪，有的含有咖啡因，这些都是导致儿童高血压的高危因素。英国"盐分与健康共识行动组织"调查显示，一份快餐中的含盐量是专家建议的两倍多，有的甚至和海水的含盐量一样多，如此高的含盐量对儿童身体健康的影响可想而知。

③ 多吃新鲜水果和蔬菜。水果和蔬菜中不但含有丰富营养，很多还有降压功效。比如猕猴桃、西瓜、梨、苹果、丝瓜、芹菜、黄瓜、茄子、土豆、胡萝卜等。

④ 少食糖。现在孩子饮食中最不缺少的就是糖类，零食中、饮料、冷饮中含有大量的糖分，因此，在日常饮食中要限制孩子糖分的摄入，尽量让孩子吃低糖或者无糖的食品。很多家长习惯把糖果作为给孩子的奖励，其实家长可以换一种对孩子成长

更加有益，更能保障孩子健康成长的东西。

青少年高血压病患者的饮食方案

青少年这里指小于 20 岁的人，青少年高血压病指的是青少年在成长过程中的血压持续高于同龄同性别人的一种现象。此外，在衡量青少年血压是否偏高时，还要结合他们的身高和体重。例如，有的青少年身高和体重都高于同年龄、同性别的人群，当他的血压比其他人偏高时，则可能不是高血压；而有的青少年身材矮小、瘦弱，如果超过了平均水平，就是血压偏高。

青少年高血压病症状不明显，偶尔伴有头痛、头晕、恶心呕吐，有的甚至可能没有任何症状。所以不容易引起家长的注意和重视。很多对体育锻炼没有不适反应。青年性患有高血压者，如果一向喜欢体育运动，仍可参加，对身体健康反而有益，但要注意不宜参加举重、篮球等项目。篮球、足球等活动会使神经系统处于一种高度兴奋状态；举重包含有气息性练习，易引发血压较大波动。

■□ 饮食建议

① 严格控制体重。青少年高血压与肥胖或超重有很大关系。身体过胖者是高血压的高发人群。肥胖者要减轻体重，多运动、减少高能量食物的摄入，以使自己达到或接近标准的体重。

② 饮食注意清淡、少盐。钠盐是高血压病患者的大敌，轻度高血压病患者合理控制食物中的盐分，就可以使血压恢复到正常状态。高血压病患者尤其不要吃过于油炸、油腻、味重的食物，以免造成血压的升高，而应以多吃蒸、煮、烩、拌等方式烹调的食物。蒸、煮的烹调方法可以使肉类中的脂肪溶解入水中，能大大降低食物中脂肪的含量。

③ 多吃新鲜蔬菜和水果，补充膳食纤维。膳食纤维可减缓肠胃的消化速度，调节血糖，减少消化过程中脂肪的吸收，能降低血液中胆固醇、甘油三酯含量，对高血压、心脑血管疾病有很好的预防作用。

④ 限制高脂、高糖食品的摄入。现在孩子多爱吃快餐、蛋糕、巧克力、可乐这些含有较高脂肪、糖分的食物，据有关资料统计，青少年中肉、蛋、奶、油、糖及食盐都严重超标，儿童体重超标人数在逐年升高。

⑤ 严禁吸烟、喝酒。现在青少年吸烟、喝酒的比较多，对身体危害极大。

中年高血压病患者的饮食方案

人到中年，身体各种机能呈下降趋势，患各种疾病的风险也开始增加，高血压就是中年人的常见病之一。据有关研究发现，中年患高血压的人，晚年极易患老年性痴呆症，发病率是其他人的9倍，因此人到中年后，要多注意自己的血压变化情况。对于那些中年已经患高血压的人，更要加强预防和治疗，如饮食习惯要合理，清淡少盐；要戒烟、戒酒、少吃油腻的东西；多运动、多与人交流，少孤独。有研究指出，高血压与孤独之间有着直接的联系，芝加哥大学负责该研究的路易斯·哈维雷在5年的研究中发现，人到中年如果经常生活孤独，那么4年后血压会明显升高。

■□ 饮食建议

① 多吃钾、钙含量高的食物。含钾高的食物有土豆、茄子、海带、花生、青豆等。含钙高的食品可以选择牛奶、酸牛奶、虾皮。少吃肉汤类，肉汤中含有很多氮浸出物，会使体内尿酸增多，加重肾脏的负担。

② 饮食宜清淡、粗细搭配合理。以玉米、高粱、小米、荞麦、燕麦等谷类为主，适当搭配面粉、大米等细

粮，既可以降低血压、血脂，又有利于保证人体的消化和吸收。

③ 低盐饮食，多食蔬菜。如菠菜、白菜、胡萝卜、番茄、百合根、南瓜、茄子、黄瓜等蔬菜中含有较多的维生素和膳食纤维，能起到平衡血压的功效。

④ 忌食刺激性食物。刺激性食物会导致人心跳加快，心律不齐，从而使血压升高。

⑤ 茶。高血压是中年人的常见病之一，患者除了必要的药物治疗外，还可以经常喝一些茶饮，药茶能起到很好的降压效果。如菊花茶、山楂茶、荷叶茶、莲子心茶等，像山楂茶既有助于消化，还能舒张血管、减低血糖，对于治疗高血压具有明显的辅助疗效。

⑥ 膳食要平衡。合理膳食，保证营养全面吸收。

更年期高血压病患者的饮食方案

女性到了更年期，各种问题便接踵而来。

女性在进入更年期后，由于体内雌性激素水平的下降，高血压的发病率会增高。有调查显示，更年期女性的发病率高达50%，因此女性在进

入更年期后要多关注自己的血压变化状况。

更年期是一个特殊的时期，更年期高血压也有自己的特点。更年期高血压的主要特点是：血压不稳、波动变化大，时常伴有失眠、耳聋、健忘、烦躁不安、腰膝酸软等症状。更年期高血压的隐匿性比较强，因此不易被发现，而它上述的一些病症状，多数情况人们会与更年期女性的情绪联系在一起。所以更年期女性要多注意自己的血压情况，当感觉不适时，建议去医院检查一下，早发现早治疗。

更年期高血压病患者，除了有效的药物治疗外，还要控制好自己的情绪，调整好生活方式，养成良好的饮食习惯。

■□ 饮食建议

① 减少食盐的摄入。轻度更年期高血压病患者，食盐摄入量要控制在 8 克以下，重症病人，食盐要严格控制在 2 克以下。钠是导致人体血压升高的最显著因素，因此，要严格控制好钠的摄入，所有钠含量高的食物，都应列入限制行列。

② 避免食用高胆固醇食物。经常吃高胆固醇食物会增加血液的黏度，导致血压升高。高胆固醇的食物有动物内脏、各种动物油等，低胆固醇食物有牛奶、淡水鱼等。

③ 限制甜食。对于肥胖者，更是要少吃糖，如蛋糕、糖果、点心等。

④ 能量摄入要合理。过多的能量摄入会使体重增加，非但不能缓解高血压，还会加重病情。

⑤ 多吃新鲜水果和蔬菜。蔬菜类，芹菜、黄瓜、豆角、西红柿；水果类，香蕉、橘子、猕猴桃、梨等均有很好的降压效果。

更年期高血压病，除了受生理因素影响外，情绪、心态也是导致血压升高的重要原因。因此，在日常生活中，女性朋友要能控制好自己的情绪，多休息、多散散步，保持一个良好的心态，自然就少得病。

上班族高血压病患者的饮食方案

高血压与精神状态、心态有很大的联系，上班族由于工作压力大，饮食不规律、不健康很容易导致血压升高。此外，经常静坐、缺乏锻炼也会诱发高血压，因此，高血压已经开始缠上了上班族。

■□ 饮食建议

① 早餐要吃好。很多上班族，

都有不吃早餐的习惯，早晨起来后简单收拾，就匆匆往单位赶。结果伤了胃不说，还易引发高血压。不吃早餐不但不会使人变瘦，还会向肥胖族靠拢，因为不吃早饭，身体会先消耗糖类和蛋白质而不是脂肪，并且早餐不吃，午餐、晚餐吃得就多，因此长期不吃早餐可导致肥胖，易患高血压。

② 午餐要合理。吃好午餐，才能满足人体一天的生理需求和工作需求。然而很多上班族的午餐很不健康。很多上班族午餐多选择盒饭，盒饭虽然荤素搭配、种类多样，但口感一般不好，蔬菜不够新鲜，盐分往往过多，食用油也不达标，吃过外卖的人都有这样的经验，吃不了几回就感觉腻烦了。长期吃这种不够健康、营养的食物，会使体内摄入的盐分过多，并且能量超标，再加上其他的因素，使上班族成为了高血压的易发人群。

③ 戒除烟、酒。吸烟与高血压。据研究发现：吸两支烟，会使肾上腺素和去甲肾上腺素的分泌增加，进而导致心跳加快，收缩压和舒张压均升高。吸烟还会使动脉粥样硬化加速，引发高血压。此外，烟叶中的尼古丁会影响降压药的疗效，是高血压病患者的重要杀手。

饮酒与高血压。过度的饮酒，会使收缩压和舒张压都上升，长期这样，高血压发病率自然增高。过度饮酒还有中风的危险。高血压病患者可适当饮用红酒。有国外研究发现，适量饮用葡萄酒能降低因血压升高引起的死亡率。

④ 限制能量的摄入。很多上班族尤其是年轻人，为了节省时间，经常选择吃快餐。快餐中含有很高的能量，长期吃快餐，能量摄入过多，体重必然增加，增加身体工作负担的同时，还提高了血压发病率。

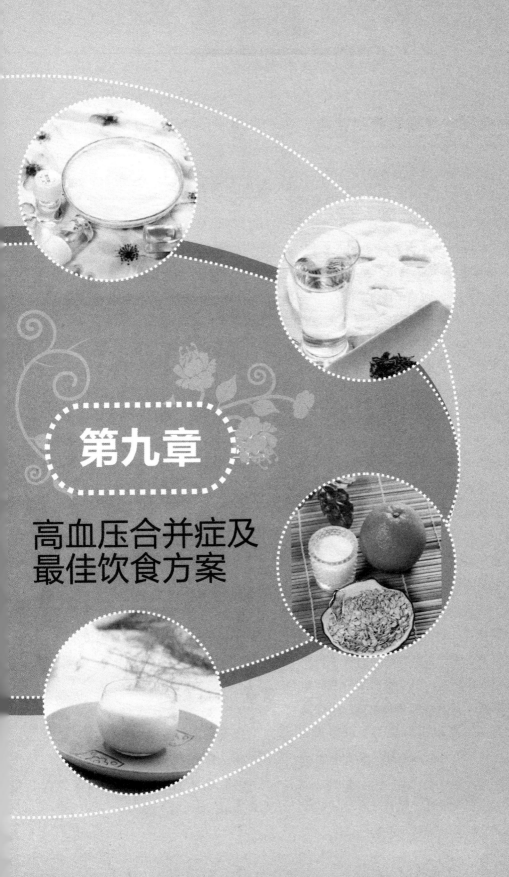

第九章

高血压合并症及
最佳饮食方案

高血压合并糖尿病的饮食

随着生活水平的提高，糖尿病的发病率逐渐呈上升趋势。糖尿病是指体内胰岛功能减退，所致的胰岛素分泌不足或胰岛素抵抗引起的人体糖、脂肪和蛋白质等一系列代谢紊乱综合征。

高血压与糖尿病之间有着不可忽视的联系：糖尿病患者肾脏受损，易造成血压的升高；血糖高的糖尿病患者，血液黏稠度过高对高血压也会产生很不利的影响。在医学上它们被归为同源性疾病，都属冠心病的高危因素。

糖尿病非常容易与高血压合并，尤其是比较肥胖的病人，高血压合并糖尿病的概率非常高。高血压合并糖尿病如果不注意调理，易对患者造成了很大的危害。

高血压和糖尿病的合并容易造成恶性循环，因此使心脏、脑、肾脏、血管等产生一系列疾病。患糖尿病的高血压病患者，因心脑血管病突发如心肌梗死、脑出血等而导致的死亡率比普通患高血压的病人至少高出 2 倍。而且，这类合并症的患者更易导致晚期肾衰。

饮食调理是治疗糖尿病最基本的方法，所以这类病人尤其不可忽视每日的饮食，避免因贪恋美食而引起疾病的加剧。

■□ 饮食原则

① 控制食物摄入的总能量，避免能量摄入过多而体重增加。不同的病情，能量的摄入量是不同的，病人可以根据医生的建议来确定每天需补充的能量。

② 饮食注意低钠、低脂、低胆固醇的同时，还应注意选择低糖的食物。糖分含量较高的食物，如糖果、甜食以及含糖饮料，造成血糖升高，会加重胰岛的负担，导致病情加剧，土豆、山药、红薯、坚果类食物等含糖类较高，需适当减少食量。

③ 多吃粗粮。如荞麦、燕麦、芹菜、油菜、小白菜等不仅可以软化动脉血管，降低胆固醇的含量，还可以有效地控制血糖的吸收速度。

④ 水果选择要适当。高血压病患者应多吃水果，但是很多水果中糖分较高，对糖尿病的控制和治疗不利。

■□ 食谱举例

为了使高血压合并糖尿病的患者可以有效地通过饮食进行调理，表 9-1 列举了一周食谱，供此类患者参考。

表 9-1　高血压合并糖尿病一周饮食食谱

日期	早　餐	午　餐	晚　餐
周一	牛奶 1 杯、三明治面包 2 片、煮蛋 1 个、番茄 1 个	白米饭 1 小碗、芹菜炒肉、虾仁炒肉	桂圆薏米粥 1 小碗、玉米饼 1 个、木耳鱼片
周二	玉米粥 1 小碗、番茄炒蛋、黄瓜 1 根	白菜肉馅馄饨 20 个、香菜豆腐丝	蒜蓉空心菜、馒头 1 个、毛菜汤 1 小碗
周三	菊花粥 1 小碗、馒头 1 个、生菜蘸酱	白米饭 1 小碗、番茄烩豆腐、芹菜拌花生米	发糕 1 个、炖木耳汤 1 小碗、青菜炒豆腐
周四	苦荞粉粥 1 小碗、花卷 2 个、煮蛋 1 个	馒头 1 个、醋熘土豆丝、肉片番茄炒扁豆	海带决明汤 1 小碗
周五	葛根粉粥 1 小碗、芹菜小笼包 2 个、番茄 1 个	白米饭 1 小碗、鲫鱼炖冬瓜、凉拌黄瓜	油菜粥 1 小碗、炒大白菜、馒头 1 个
周六	燕麦粥 1 小碗、烧饼 1 个、炒菠菜	馒头、肉末空心菜、海带小排汤	海参玉米粥 1 小碗、拌苦瓜、木耳鱼片
周日	芹菜粥 1 小碗、馒头 1 个、麻酱拌白菜心	白米饭 1 小碗、清炒苦瓜绿豆芽、香菇蒸鸡	菠菜红薯粥 1 小碗、青菜包 1 个

高血压合并冠心病的饮食

　　冠心病是对冠状动脉粥样硬化性心脏病的简称。冠心病又被称为缺铁性心脏病，是因为负责供应心脏营养的冠状动脉由于硬化变窄或阻塞，导致心肌缺血、缺氧而出现心绞痛、心肌梗死等症状的疾病。

　　高血压和冠心病两者之间的联系不容忽视。虽然高血压不是导致冠心病的唯一因素，却是易使冠心病患者发病的重要危险因素。多注意饮食调理的作用，可以避免这类合并症的突然加剧。

■□ 饮食原则

　　① 饮食应只吃七八分饱。一方面，饮食总量过高，不仅使脂肪和葡萄糖因为摄入量过多造成血压的升高，也会因为不饱和脂肪酸摄入量增加，导致动脉硬化加剧。另一方面，过量的饮食会造成血液集中在胃部用于消化，加重心脏负担，诱发冠心病。

　　② 饮食注意清淡。高血压合并冠心病患者尤其要注意不要吃油炸、油腻、味重的食物，以免造成血压的升高，而应多吃以蒸、煮、烩、拌等方式烹调的食物。蒸、煮的烹调方法可以使肉类食物中的脂肪排出。也不宜使食物味道过咸。烩拌的食物也有利于避免食物过于油腻而造成血压升高。

　　③ 多吃新鲜蔬菜和水果，补充膳食纤维。膳食纤维可减缓肠胃的消化速度，加速胆固醇的排泄，所以有利于控制血液中的血糖和胆固醇，降

低高血压和冠心病的发病率。

④ 肉类食物谨慎选择。对于高血压合并冠心病的患者来说，肉食既不应多吃，也不应不吃。多吃肉食，尤其是脂肪和胆固醇含量较高的肥肉，会对疾病产生极为不利的影响。但是根本不食用任何肉类食物，容易造成人体蛋白质摄入不足。对于肉食的选择一定要慎重，可以选择牛肉、猪肉等的瘦肉，动物内脏和肥肉要避免食用。

⑤ 注意荤素搭配，合理调配三餐饮食。过于单调的饮食势必会造成人体必要的营养素的缺失。

■□ 食谱举例

有合理的饮食才会有健康的身体。为了帮助高血压合并冠心病的患者有效地调理身体，表 9-2 列举了一周食谱，供患者参考。

高血压合并肥胖症的饮食

生活质量的提高给人们带来享受的同时，也带来了一系列的问题。肥胖症的患病率就是随着生活水平的改善而逐渐升高的。所谓肥胖症是指人体吸收的能量长期大于消耗的能量，导致体内脂肪积聚过多，体重明显超过正常指数的一种疾病。在医学上，体重超过正常指数的 20％ 即被称为肥胖症，超过 20％～30％ 属于轻度肥胖。肥胖症不仅仅是影响美观的问题，还容易导致多种疾病，是我们健康生活的很大威胁。

表 9-2　高血压合并冠心病一周饮食食谱

日期	早餐	午餐	晚餐
周一	兔肉木耳粥 1 小碗、馒头 1 个、煮鸡蛋 1 个	决明牡蛎、白米饭 1 小碗、木耳黄花汤	香菇清蒸鸡、青椒荸荠白丝，馒头 1 个
周二	脱脂奶 1 杯、全麦面包 2 片、茶叶蛋 1 个	银丝黄瓜、馒头 1 个、茼蒿肉丝汤	葱头鸡翅肉块、木耳绿豆粥
周三	茄子粥 1 小碗、馒头 1 个、拌豆腐干	肉片番茄炒扁豆、白米饭 1 小碗、海带黄豆汤	青菜肉包 1 个、草菇豆苗黄瓜汤 1 小碗
周四	淡菜皮蛋粥 1 小碗、花卷 1 个	青菜面条、盐水虾	天麻鱼头、凉拌三丝、米饭 1 小碗
周五	冬瓜赤豆羹 1 小碗、玉米饼 1 个、凉拌黄瓜	青椒海带丝、馒头 1 个、冬瓜鲩鱼汤	木耳鱼片、大米绿豆粥 1 小碗
周六	燕麦粥 1 小碗、高粱面馒头 1 个、茼蒿菜	番茄冬瓜、天麻焖鲤鱼、杂米饭 1 小碗	冬笋炒荠菜、茼蒿肉丝汤、馒头 1 个
周日	海参玉米粥、三明治面包 2 片、牛奶 1 杯	银芽炒兔丝、米饭 1 小碗、香菇冬瓜汤	蕨菜烩五丝、花卷 1 个、桂圆薏米粥

第九章　高血压合并症及最佳饮食方案

肥胖症是高血压的危险因素。虽然高血压和肥胖症之间的联系医学上并没有给出明确的解释，但是临床医学显示肥胖症患者比体重正常的人群发病率高出很多。

肥胖症主要是因为不合理的饮食造成的，因此饮食调理对于高血压合并肥胖症的患者来说是不可缺少的。

■□ 饮食原则

① 严格控制每日食物热量的摄入，主食宜粗，忌吃零食。每日的热量摄入量可以保证身体的正常消耗即可，总热量过高会直接导致体重的增加，造成肥胖和血压的升高。

② 注意少吃多餐，细嚼慢咽。少吃多餐可以避免因为过度饥饿而造成的不适。细嚼慢咽一方面有利于食物的消化，避免因为快速进餐而造成血液过多集中于胃部引起的血压升高，另一方面，也可以减少进食量。

③ 饭前吃些瓜果。可以避免正餐时进食过多增加每日的能量摄入。

④ 食物以素食为主，适当补充蛋白质。素食食物中含有丰富的维生素和矿物质，但是蛋白质的摄入需要从瘦肉、鱼类、禽类等食物中获得。所以应注意荤素结合，以免造成人体的免疫力下降。

⑤ 多补充膳食纤维。既可以减少能量的摄入也有利于增加饱腹感，避免因为饥饿而过度饮食。

⑥ 烹调方法要选择恰当。高血压合并肥胖症的患者更应该注意烹调方法要选择消耗油量较少的方法，比如蒸、煮、烤、炖等。油炸、煎、膨的食物要尽量少吃或不吃。

■□ 食谱举例

肥胖症很大方面的原因是饮食造成的，与高血压合并更应该合理调配饮食。表9-3列举了高血压合并肥胖症的一周食谱，以供参考。

表 9-3　高血压合并肥胖症一周饮食食谱

日期	早　餐	午　餐	晚　餐
周一	豆浆 1 杯、花卷 1 个、煮鸡蛋 1 个	苹果 1 个(饭前)、清蒸青鱼、白米饭 1 小碗	萝卜炖牛肉、馒头 1 个
周二	绿豆粥 1 小碗、茶叶蛋 1 个、炒三丝	猕猴桃 1 个(饭前)、牛肉炒豆腐干、银丝黄瓜、米饭 1 小碗	荞麦粥 1 小碗、玉竹茄子煲
周三	芹菜粥 1 小碗、馒头 1 个、茶叶蛋 1 个	番茄 1 个(饭前)、银芽炒兔丝、炒小白菜、羊肉冬瓜汤、米饭 1 小碗	肉片香干炒芹菜、米饭 1 小碗
周四	麦麸陈皮粟米粥、清炒苦瓜绿豆芽	橘子 1 个(饭前)、荷叶粉蒸鸡、豌豆苗蜜汁、米饭 1 小碗	杞菊地黄粥、凉拌黄瓜、馒头 1 个

续表

日 期	早 餐	午 餐	晚 餐
周五	燕麦粥 1 小碗、花生仁拌芹菜	鸭梨 1 个(饭前)、虾子炒春笋、米饭 1 小碗、芹菜鲜汁茶(饭后)	番茄炒蛋、芹菜金针菇猪蹄汤、高粱面饼 1 个
周六	低脂奶 1 杯、全麦面包 2 片、煮鸡蛋 1 个	西瓜 2 小片(饭前)、天麻焖鲤鱼、四合一果菜汁、馒头 1 个	兔肉香蕉粥、炒西瓜皮
周日	赤豆米仁粥 1 小碗、银芽炒兔丝	黄瓜 1 根(饭前)、香菇青菜面条 1 小碗、山楂荷叶猪肉汤	花生仁拌芹菜、馒头 1 个、芦笋莲火腿粟米汤

高血压合并高脂血症的饮食

高脂血症是指人体血液内所含血浆脂质高于正常值的一种疾病。血浆脂质包括胆固醇、甘油三酯、脂蛋白等物质，因此高血脂的表现为高胆固醇血症、高甘油三酯血症和混合型高脂血症三大类。

血脂异常并不会直接造成身体过多的不适，所以很多高血脂病人不注意及时降血脂，最终导致了严重的后果。其实高血脂的危害是隐匿性的，逐渐推进、逐步深入的。如果不注意控制，高血脂会导致身体多个器官发生病变，如血液黏稠度增高、冠状动脉硬化、高血压、脑卒中、肝功能受损等。从表面看来，人体的不适和高血脂无关，但是其引起的这些并发症却可能会使人致命。因此，高脂血症有"隐匿的杀手"之称。

高脂血症和高血压合并对于人体的危害很大，两者并存使脑卒中和冠心病的发病率大大增加。因此要高度重视起高血压合并高脂血症的防治，以免最终后悔莫及。

对于高血压合并高脂血症的防治，要做到长期坚持膳食调理。虽然高脂血症的类型不同，但是其饮食原则是基本一致的。重视高血压合并高脂血症的饮食调理，是健康生活的保证。

■□ 饮食原则

① 主食注意粗细搭配，以玉米、高粱、小米、荞麦、燕麦等谷类为主，适当搭配面粉、大米等细粮，既可以降低血压血脂，又有利于保证人体的消化和吸收。

② 饮食清淡，控制脂肪和胆固醇摄入量，适当补充不饱和脂肪酸和优质蛋白质。肥肉、蛋黄、蟹黄、鱼子以及动物内脏等食物不应该再出现在高血压合并高脂血症的菜单上。但是各种植物油和深海鱼油以及鲫鱼、青鱼、鳊鱼等各种鱼类对于患者却是降低血压、血脂的不错选择。

③ 增加水果和蔬菜以及其他膳食纤维含量较高的食物的利用率。水果中苹果、桃子、香蕉等，蔬菜中青菜、菠菜、卷心菜、白菜等以及豆类食物对于高血压合并高血脂都有很好的效果。

④ 选择适当的饮品。对于这类型合并症的患者来说尤其应注意不可以饮酒以及咖啡。咖啡会造成血液中胆固醇含量升高；而酒会造成血液中的低密度脂蛋白胆固醇浓度增加，这些都会造成病症的加剧。而苦荞茶却是防治高血压、高血脂的最佳饮品。

⑤ 膳食安排中，充分利用燕麦和黑木耳的降脂作用进行饮食调理。

■□ 食谱举例

表 9-4 列举了高血压合并高脂血症患者一周饮食食谱。

高血压合并肾功能减退的饮食

所谓肾功能减退也就是肾功能衰竭，是指由于各种因素造成肾脏功能紊乱或丧失的一种疾病。肾脏在人体健康中所起的作用是不容忽视的，因为它负责清除人体内部新陈代谢的各种废物，又担负着内分泌的重任。所以如果肾脏受损发生病变，人体整个系统将出现一系列疾病。

高血压和肾脏之间有着密切的联

表 9-4　高血压合并高脂血症一周饮食食谱

日期	早餐	午餐	晚餐
周一	玉米青菜粥 1 小碗、胡萝卜饼 1 个、炒小白菜	苦瓜镶肉、茼蒿菜拌香干、馒头 1 个	黑木耳炒丝瓜、荠菜豆腐汤、蒸牛肉饼 1 个
周二	低脂奶 1 杯、茶叶蛋 1 个、素菜包子 2 个	大蒜炒木耳、香菇排骨、白米饭 1 小碗	茭白鳝丝面、山楂荷叶猪肉汤 1 小碗
周三	降压决明粥 1 小碗、凉拌青菜、玉米面饼 1 个	清蒸鲫鱼、香菇鸡汤 1 小碗、馒头 1 个	凉拌豆芽海带、花卷 1 个、香菇冬瓜汤
周四	燕麦绿豆粥 1 小碗、馒头 1 个、清蒸青鱼	木耳冬菇炒鸡肉、清炒苦瓜、白米饭 1 小碗	青椒鸡丁、冬瓜赤豆羹
周五	茄子粥 1 小碗、熘胡萝卜丸子、煮鸡蛋 1 个	洋葱肉丝、青椒海带丝、大云蘑菇汤	蒜蓉苦瓜、馒头 1 个、萝卜丝鲫鱼汤
周六	冬菇云耳瘦肉粥 1 小碗、煮鸡蛋 1 个、全麦面包 2 片	木耳炒香菇、凉拌海蜇、荞麦大米饭 1 小碗	葱头鸡翅肉块、五丝汤、馒头 1 个
周日	燕麦粥 1 小碗、蒜蓉青菜、馒头 1 个	焖兔肉、小白菜炒木耳、白米饭 1 小碗	青菜肉丝面、鲫鱼豆腐汤

系。肾脏是血压的调节器官，若肾功能减退，血压容易升高。可是反过来如果血压一直居高不下，也会对肾脏造成很大的损害。虽然造成肾病的因素是多方面的，但是无论病因为何，保持住血压的平稳都会有利于遏制肾功能的持续减退。因此应该注意到高血压和肾功能衰退的相互作用，合理饮食，保证血压的平稳，避免加重肾脏的负担。

■□ 饮食原则

① 选用优质蛋白，控制蛋白质的摄入。食物中的蛋白质经过消化会产生一些含氮的物质，需经由肾脏排出体外，因此过多的蛋白质摄入会加重肾脏的负担。但是蛋白质摄入不足又会造成身体的营养不足，伤及身体。因此选用优质蛋白，如奶、蛋、鱼、虾等，既可以减少含氮产物的形成，又可以保证足够的营养补充。当然这些食物也不宜吃得过多，最好控制在每日 30～50 克。

② 保证身体所需能量的补给。人体每天都会消耗一定的能量，所以在控制蛋白质摄入的同时，适当补充脂类以及糖类如苹果、橘子、梨等水果。

③ 饮食要清淡，尽量不要吃油炸、烟熏等食物，可多食淀粉及薯类，如山药、藕、粉丝等。

④ 低盐。避免吃咸菜、咸肉等。

■□ 食谱举例

见表 9-5。

表 9-5　高血压合并肾功能减退一周饮食食谱

日期	早餐	午餐	晚餐
周一	米粥 1 小碗、煮鸡蛋 1 个、麦淀粉饼	馒头 1 个、蒸青鱼、芹菜绿豆芽	米粥 1 小碗、青椒胡萝卜木耳、肉丝粉丝煲
周二	牛奶 1 杯、枣泥水晶饼	米饭 1 碗、番茄肉片、青菜	米饭 1 碗、粉丝肉丝、猕猴桃 1 个
周三	鸡蛋 1 个、金樱子粥	馒头 1 个、芹菜瘦肉丝、丝瓜	麦淀粉蒸饺 10 个、丝瓜木耳汤、水果羹 1 碗
周四	煮鸡蛋 1 个、枣泥晶饼 1 块	米饭 1 碗、苦瓜炒蛋、葱炒鸡块	馒头 1 个、青椒茄子木耳、橘子 1 个
周五	牛奶 1 杯、南瓜饼 1 个	淀粉面条、肉丝白菜、拌黄瓜丝	米饭 1 碗、粉丝肉丝、丝瓜木耳汤
周六	红薯粥 1 小碗、馒头 1 个、麻酱拌白菜心	白米饭 1 小碗、清炒苦瓜绿豆芽、香菇蒸鸡	菠菜粥 1 小碗、青菜包 1 个
周日	苦荞粉粥 1 小碗、花卷 1 个、芹菜绿豆芽	馒头、肉末橄榄菜、海带小排汤	黑木耳炒丝瓜、荠菜豆腐汤、蒸牛肉饼 1 个

高血压合并高尿酸血症的饮食

高尿酸血症就是我们通常所说的痛风，是体内的嘌呤含量较高而所致的一种疾病。尿酸是嘌呤的代谢产物，与含有蛋白质食物的摄入有着紧密联系。我们日常生活中吃的蛋白质食物中嘌呤的含量很高，因此，经常食用高蛋白的食物就有可能导致体内尿酸的增多。

高尿酸血症可分原发性和继发性两大类，原发性往往伴随着高血压、高血脂等病。此外高血压病患者也容易伴随着高尿酸血症。高血压会导致肾小管的尿酸分泌减少，机体合成的尿酸自然增多；高血压病患者长期食用的药物中，有增加尿酸重复吸收的副作用，也容易引发高尿酸血症。

高尿酸血症患者要经常注意自己的饮食。当体内尿酸有轻度升高时，可以通过合理的控制饮食，减少嘌呤的摄入来降低尿酸；如果尿酸含量过高，就需要采取药物加食疗的方法。

■□ 饮食原则

① 严格控制体重。身体过胖者是高尿酸血症患者的高发人群。肥胖者要减轻体重，多运动、减少高能量食物的摄入，以使自己达到或接近标准体重。

② 饮食要清淡一些。高脂肪的食物不仅含有较高的能量，还不利于尿酸的排出。因此减少肉类的食入，如鸡、鸭、鱼等及动物的内脏。吃肉时可先煮再去汤，因为有将近一半的嘌呤会溶于水中，这样可大大降低食物中嘌呤的含量。

③ 多吃蔬菜、水果等含有丰富膳食纤维和维生素的食物。蔬菜和水果大多为碱性食物，虽然有的水果含有各种机酸，吃起来是酸的，但仍是碱性食物，如葡萄、西瓜等。多吃碱性食物既有助于皮肤保养还能中和体内过多的尿酸，能防止尿酸结石的形成。高尿酸血症患者可多喝果汁和蔬菜汁，能很好地缓解痛风。

④ 尽量不要喝酒。高尿酸患者应该禁止喝酒，尤其是啤酒。酒精中含有大量的能量，可能会抑制尿酸的排出，导致体内尿酸过多。传统中医认为，饮酒过多，会导致"湿浊内生，郁久化热"，湿热集于肌肉关节等部位，气血不通时，就会引起痛风发作。

⑤ 多喝水。体内生成的尿酸可随尿排出。每天饮水量最好不要少于3000毫升。

■□ 食谱举例

见表9-6。

表9-6　　高血压合并高尿酸血症一周饮食食谱

日期	早餐	午餐	晚餐
周一	牛奶1杯、切片面包2片、凉拌黄瓜	白米饭1小碗、莴笋炒鸡丝、番茄鸡蛋汤	菠菜芹菜粥、玉米饼1个、虾米萝卜丝
周二	黄豆小米粥、黄瓜炒蛋、番茄1个	馒头1个、清蒸鱼、胡萝卜炒肉丝	馒头1个、红烧茄子、番茄冬瓜汤
周三	荠菜百合粥、馒头1个、生菜蘸酱	白米饭1小碗、西兰花冬笋、凉拌芹菜	馒头1个、炒豆芽、茄子炖土豆
周四	番茄冬瓜汤、花卷两个、煮蛋1个	馒头1个、醋熘土豆丝、青菜	白菜木耳粉丝水饺
周五	番茄冬瓜汤、芹菜小笼包2个	白米饭1小碗、鲫鱼炖冬瓜、番茄拌黄瓜	南瓜粥1小碗、素炒豆芽、馒头1个
周六	燕麦粥1小碗、南瓜饼2块	馒头1个、西葫芦炒肉丝、琥珀冬瓜	米饭1碗、海蜇拌土豆丝、苹果1个
周日	黄豆小米粥1小碗、切片面包2片	白米饭1小碗、清炒苦瓜绿豆芽、香菇蒸鸡	馒头1个、番茄菠菜粥1小碗、蛋炒竹笋丁

高血压并发卒中的饮食

卒中（中风），西医称之为急性脑血管疾病，因其发病迅猛而急促，故被大家称作中风、脑卒中。该病由于发病率、死亡率、致残率、复发率都很高，与冠心病、癌症并称医学界三大疾病。卒中会对脑组织产生不同程度的影响，多伴随着偏瘫、失语等，严重威胁着人们的生命。

高血压是卒中的一大诱因。高血压是导致卒中最危险的因素，然而，很多高血压病患者并没有对此引起足够的重视。中国医师协会已经就通过治疗高血压、预防卒中的措施达成了共识。北京阜外心血管病医院心血管内科刘力生教授明确指出：就我国而言，减少卒中发病率最有效的办法就是控制好高血压，这也是预防脑卒中最重要的、可以人为控制的因素。

■□ 饮食原则

① 多吃新鲜的蔬菜。病情严重的患者在吞咽、咀嚼时可能会有困难，要根据病人的具体病情对食物进行加工，如做成黏糊状。

② 多吃优质蛋白及含钾、镁等微量元素的食物。人体内缺乏蛋白质和钾元素，或是蛋白质的质量较低，会使动脉血管脆性增大，容易引起脑血管的破裂。鱼、瘦肉、虾、蛋奶、豆腐等食物中含有丰富的优质蛋白质，除了能保持血管的弹性，还能促

进钠盐的排出，起到降血压作用。高钾食物也能促进钠盐的排泄，对降低血压、预防卒中有重要作用。

③ 多食抗凝的食物。血液中黏稠度过高，就易造成血管内皮损伤，形成血凝块（血栓），使脑血管阻塞。西红柿、葡萄、胡萝卜、洋葱等具有很好的抗凝作用。

④ 饮食要清淡、少盐，不要吃太肥腻的东西。

⑤ 多食含维生素 C、维生素 E 的食物。维生素 C、维生素 E 有很好的抗氧化功效，能防止细胞氧化、受损，对预防脑血管疾病有很好的作用。

⑥ 合理控制能量的摄入，否则可能会导致病人体重增加。

⑦ 戒除烟酒。保持良好的生活方式才能有效地预防卒中的复发。

■□ 食谱举例

见表 9-7。

高血压并发心力衰竭的饮食

高血压是常见的心血管疾病，同时也是心力衰竭的重大诱因。心力衰竭简单地说就是心脏的血液输出量不能满足身体组织新陈代谢所需的要求，从而引发的一系列病症，如呼吸困难、心悸、咳嗽、水肿、咯血等症状。

表 9-7　高血压并发卒中一周饮食食谱

日期	早餐	午餐	晚餐
周一	低脂奶 1 杯、枣泥卷 1 个、芹菜丝	白米饭 1 小碗、丝瓜炒虾仁	虾仁蔬菜面
周二	燕麦片粥 1 小碗、煮鸡蛋 1 个	馒头 1 个、银耳炒菠菜、白菜炒粉丝	肉菜馄饨、丝瓜鱼片汤 1 小碗
周三	馒头 1 个、凉拌生菜、豆浆 1 杯	白米饭 1 小碗、木耳烩鱼丸、素炒油菜	花卷 1 个、素炒黄豆芽、鲤鱼冬瓜汤
周四	绿豆麦片粥 1 小碗、花卷 2 个，凉拌黄瓜丝	馒头 1 个、香菇蒸鸡、凉拌海带丝	芹菜水饺
周五	黄豆小米粥 1 小碗、煮鸡蛋 1 个	白米饭 1 小碗、鲫鱼炖冬瓜、凉拌黄瓜	绿豆麦片粥 1 小碗、香菇炒油菜、馒头 1 个
周六	小米粥 1 小碗、花卷 1 个、拌菠菜	馒头 1 个、炒丝瓜、海带小排汤	红枣百合粥 1 小碗、拌苦瓜、木耳鱼片
周日	柠檬玉米面粥 1 小碗、切片面包 2 片	白米饭 1 小碗、清炒绿豆芽、肉末豆腐	菠菜红薯粥 1 小碗、芹菜包子 1 个

鉴于心力衰竭的这些特殊症状，因此，在饮食上也不能简单地按照高血压病症的要求，需要根据心力衰竭的病情来进行合理调整饮食。

■□ 饮食原则

① 避免高脂肪食物、降低能量摄入。高脂肪、高能量的食物不利于消化、会消耗过长的时间，会增加心脏的负担、压迫心肌，不利于身体的恢复。

② 控制食物中的钠盐。心力衰竭患者体内易水肿，控制钠盐的摄入有助于预防和减轻水肿，降低心脏负担。每天饮食中的盐分最好不要超过2克。除了要控制好盐的摄入外，还要注意钠，全天主、副食钠的摄入不要超过500毫克。

③ 蛋白质要适度。蛋白质的摄入量要适度，不要过高也不要过低。

④ 增加钾元素的摄入。缺钾会引起严重的心率失衡、呼吸气短等，因此多食入一些含钾元素多的水果或是蔬菜，如香蕉、橘子、大枣等，既能化解心力衰竭，还有助于利尿通便。

⑤ 避免过多地摄入水或液体食物。液体食物过多一方面会增加心脏负担；另一方面还可能会引起稀释性低钠血症。

■□ 食谱举例

见表9-8。

表9-8 高血压并发心力衰竭一周饮食食谱

日期	早餐	午餐	晚餐
周一	小米粥1碗、煮鸡蛋1个凉拌海带丝	白米饭1小碗、肉末豆腐、炒白菜	南瓜饼1个、木耳鱼片、热面汤1碗
周二	低脂奶1杯、面包2片	馒头1个、素炒冬瓜、毛菜汤1小碗	白菜肉馅馄饨20个、红枣百合粥
周三	菊花粥1小碗、馒头1个、生菜蘸酱	白米饭1小碗、青菜炒豆腐、番茄冬瓜汤	米饭1碗、豆腐蒸鱼、青菜汤1碗
周四	核桃仁粥1小碗、花卷2个、拌黄瓜	馒头1个、肉片番茄炒扁豆、木耳鸡蛋汤	馒头1个、丝瓜炒肉丝、番茄木耳汤1碗
周五	低脂奶1杯、蔬菜沙拉、面包1片	白米饭1小碗、肉丁青豆、凉拌海带丝	米饭1碗、醋熘土豆丝、南瓜粥1碗
周六	燕麦粥1小碗、南瓜饼2个	馒头1个、炒丝瓜、海带小排汤	花卷2个、拌苦瓜、海参玉米粥1小碗
周日	豆浆1杯、花卷1个、凉拌芹菜	白米饭1小碗、鱼香茄子、清炒木耳菜	馒头1个、西兰花拌木耳、热面汤1碗

第十章

高血压病患者的
日常饮食禁忌

糖 类

■□ 基本常识

说起糖类，市场上有各式各样口感不同的糖果，大家都不陌生。但在化学范畴中，糖类可分为单糖和果糖、多糖等，主要由碳、氢、氧三种元素组成，故又称之为碳水化合物。糖类与脂肪、蛋白质被称为人体所必需的三大营养物质，而糖类又是人体的主要能量来源，为人体提供足够的热量与营养。

■□ 营养价值

糖类在人体内大多以糖原的形式储存，通过分解代谢为人体提供所需的能量。人体需要的能量有70%来自于糖类，所以说糖类是人体的主要供能物质。除此之外，糖类还为蛋白质、核酸、脂类等营养物质的合成提供原料，还能构成细胞的骨架，作为合成其他组织的基础。糖类是一种有机化合物，在自然界中分布广泛，以淀粉、纤维素等形式存在于动植物中，植物中糖类含量丰富，而动物中糖类含量很少，只占其干重的2%。

■□ 对血压的影响

糖类物质含有大量的热量，食用过多，就会减少脂肪的消耗，造成脂肪在体内的过度堆积，引发肥胖，而肥胖是形成高血压的原因之一。除此之外，糖类还会影响体内钙的正常吸收，过多的糖类就会转化为脂肪等物质，引发高脂血症、动脉粥样硬化等病，这些都可以使高血压病患者的血压升高。所以，血压高的患者不宜多吃糖类。

胡 椒

■□ 基本常识

胡椒又叫做古月、黑川、白川等，是一种攀生在树木或桩架上的藤本植物，最早产于印度，现在亚洲、非洲、拉丁美洲等近20个国家和地区均有种植。胡椒味香、辛，是人们烹调中的主要调料之一，如果加工成胡椒粉，可以去除动物性食物的腥味儿，能用来烹饪动物内脏、海鲜等食物。胡椒还有黑、白之分，黑胡椒比白胡椒辛香气味更浓。

■□ 营养价值

胡椒味辛，性热，入胃、大肠

经。《本草纲目》中记载，胡椒能"暖肠胃，除寒湿反胃、虚胀冷积，阴毒，牙齿浮热作痛"具有温中散寒、健脾开胃的功效。研究表明，胡椒含有挥发油、胡椒碱、粗蛋白、粗脂肪等营养成分，具有杀虫利胆、抗惊厥的作用，还能升高人体血压，临床可用于治疗小儿消化不良性腹泻、肾炎、慢性气管炎等症。将胡椒用于耳穴疗法还能起到镇静催眠的功效，对失眠、头痛、头晕、入睡困难、睡眠浮浅等神经衰弱症状都有很好的疗效。

■□ 对血压的影响

现代医学研究表明，胡椒能使人体血压上升，这对高血压病患者有一定的不利影响。所以血压高的病人应该尽量少吃或不吃胡椒。

味　精

■□ 基本常识

味精又叫做味素，是烹饪时的调料之一，主要用来提高食物的鲜味以增进人们的食欲，在我国被餐饮业广泛使用，许多家庭也将它作为不可缺少的必备调料。

■□ 营养价值

味精的主要成分就是谷氨酸钠。谷氨酸是人体的必需氨基酸之一，适量地摄入可以很快被消化吸收，促进蛋白质和糖类的代谢。氨基酸是组成蛋白质的主要原料，因此氨基酸可以作为人体的高级营养辅助药，具有解毒护肝、营养神经的作用，尤其是对于正处在生长发育期的青少年，适量食入谷氨酸能促进他们的神经发育，还可以增强抵抗力。但是，如果摄入了过多的谷氨酸，经脑组织的某些酶催化后，谷氨酸就会转变为一种抑制性神经物质，引起眩晕、嗜睡、焦躁不安等症状。因此，味精虽好，但不可过量。

■□ 对血压的影响

高血压病患者的第一禁忌就是不能食入过多的盐，也就是钠，而味精中含有大量的钠，能升高人体的血压。此外，味精口感好，咸味轻，容易让人在不知不觉的情况下摄入过量的钠，这对高血压病患者来说是非常危险的。食入的谷氨酸含量超过人体的代谢能力时，还会影响钙、镁、铜等矿物质的吸收，促进锌的排出。钙、镁、锌都有助于人体的血压下降，一旦缺乏，也能导致血压上升，所以，血压高的病人不应该食用味精。

黄　油

■□ 基本常识

黄油也是人们日常烹饪的调料之一，因其味道鲜香，营养丰富而备受大众喜爱。黄油是用牛奶加工后的稀奶油经过搅拌而成的，可分为生黄油、超细黄油及细质黄油；又因口味不同，分为原味黄油、半盐黄油和加盐黄油。

■□ 营养价值

黄油可以说是经过牛奶的脱水之后，含水量极少的乳脂肪，所以牛奶中的脂溶性营养物质大部分都存在于黄油中，如维生素 A、维生素 D 等，还有少量的维生素 K 和胡萝卜素，所以黄油是人体缺乏维生素 A、维生素 D 时的最好补品。黄油还能为人体提供热量，对人体有一定的保健作用，具有增强抵抗力、延年益寿的功效。所以有些地方的牧民们就把黄油做成黄油茶、黄油酒在冬日里饮用。

■□ 对血压的影响

虽然黄油营养丰富，但是除此之外，黄油还含有大量饱和脂肪酸和胆固醇，这两种物质不但会造成肥胖，还是形成高脂血症的最主要因素，对高血压病患者的健康有很大影响，尤其是加盐的黄油，含盐量大，更不适宜血压高的病人食用。因此，高血压病患者应该忌食黄油。

奶　油

■□ 基本常识

奶油可分为动物奶油和植物奶油。动物奶油是在牛奶经过脂肪分离以后制作成的；植物奶油是以大豆、奶粉等为原料加工而成的。相比较而言，动物性奶油更加鲜香味美，营养也更高一些。奶油可以用来制作甜点和糖果等，动物性奶油还可以放入咖啡和茶水中以改善口感，而植物性奶油则主要用于制作蛋糕。

■□ 营养价值

奶油是从新鲜牛奶中分离出来的，相比较于牛奶，具有较高的营养价值。奶油中的脂肪含量是牛奶的20 倍以上，也是很好的供能物质之一。奶油中还含有较多的维生素 A 和维生素 D。

■□ 对血压的影响

动物性奶油也属于一种油脂，只要是油脂，都含有大量的脂肪，能使人发胖，肥胖会导致血压升高。除此以外，大量的饱和脂肪酸，会增加人体血管内的胆固醇含量，增加人体动脉粥样硬化及高脂血症的并发率。因此，高血压病患者、冠心病患者等不适宜摄入过多奶油。

乳 脂

■□ 基本常识

乳脂就是黄油和奶油中的主要成分，室温下呈白色至浅黄色的软固体，放在口中即可融化，含有多种脂肪酸。

■□ 营养价值

乳脂是组成牛奶的最主要成分。乳脂本身就是一种天然脂肪，质量高，消化好，还含有大量的乳脂性维生素，所以具有很高的营养价值。

■□ 对血压的影响

人体摄入过多脂肪的话，就会在体内堆积，压迫心肌，增加心肌耗氧量，加重心脏负担。如果血液中脂肪含量过高，就容易形成动脉粥样硬化，使血管外周阻力增大，也会使心脏负荷增加，升高人体血压。动脉粥样硬化是高血压的主要因素之一，而大量脂肪又是形成动脉粥样硬化的罪魁祸首，所以，患有高血压的病人应该忌食乳脂，以防止病情加重。

豆腐乳

■□ 基本常识

豆腐乳又叫做腐乳、南乳等，是豆腐经过发酵、腌制而成，在世界上有"东方奶酪"的美誉。腐乳一般有红、白、青三种。红色腐乳是腐乳坯加红曲后制作而成的；白色腐乳是在生产的过程中没有添加红曲，保持了其本色；而青色腐乳又被称为臭腐乳或青方，它在腌制的过程中加入了苦浆水和盐水，所以呈现豆青色。

■□ 营养价值

豆腐中本来就含有丰富的植物蛋白质，发酵以后，蛋白质就会分解为氨基酸，氨基酸是人体细胞的基本组成单位，故发酵而成的腐乳具有很好的营养价值。发酵过程中，大量微生物除去了豆腐含有的植酸，使植酸存在时吸收率很低的铁、锌等矿物质更易被人体吸收，同时，微生物还能合成一般植物所没有的维生素 B_{12}，能预防素食主义者恶性贫血的发生。发酵产生的酵母等成分，还具有健胃消食、增进食欲的功效。除此之外，腐乳还含有大豆异黄酮、大豆低聚糖、皂苷、卵磷脂、亚油酸、亚麻酸以及丰富的钙、铁等营养保健成分。

■□ 对血压的影响

豆腐乳中含有大量的盐分，不宜于高血压病患者长期食用。而豆腐中丰富的蛋氨酸在酶的催化下会转变成半胱氨酸。半胱氨酸对人体的动脉管壁内皮细胞具有一定的损坏作用，摄入过多，容易促进胆固醇及甘油三酯在管壁上的沉积，加快动脉粥样硬化的发生与发展，从而影响人体血压。此外，腐乳的嘌呤量比较高，除了高血压病患者之外，心血管病、痛风、肾病患者及消化道溃疡患者，都应少吃或禁食，以免加重疾病的症状。

鸭 蛋

■□ 基本常识

提起鸭蛋，人们都不会感到陌生，因为它是一种非常广泛的食品，人人都吃过，人人都见过。鸭蛋又叫做鸭子、鸭卵等。鸭蛋黄指的就是鸭蛋的蛋心。

■□ 营养价值

鸭蛋的营养丰富，一点也不低于鸡蛋。每 500 克鸭蛋中就有 70 克以上的脂肪含量。此外，鸭蛋中还有其他食物中含量很少的维生素 B_2，比鸡蛋中的含量多 20％以上。鸭蛋黄一般为红色，营养价值更高。鸭蛋黄含有丰富的脂肪、蛋白质以及种类繁多的氨基酸，钙、磷、铁等矿物质也有丰富的储藏。此外，鸭蛋中的各种微量元素及维生素不仅含量多，还特别容易被人体吸收利用。中医认为，鸭蛋还具有补气养虚、生津滋阴的功效，能预防贫血，加快骨骼的生长发育。尤其是经过腌制的鸭蛋，味道更是鲜美，深受广大消费者的喜爱。鸭蛋的脂肪含量高于蛋白质的含量，鸭蛋的胆固醇含量也较高，每 100 克约含 1500 多毫克，中老年人多食久食容易加重和加速心血管系统的硬化和衰老。

■□ 对血压的影响

鸭蛋的营养丰富，大多数人均可食用。但对与患有心血管疾病的人来说，不宜食用。因为鸭蛋中的脂肪与胆固醇的含量比较高，远远多于其中的蛋白质，据有关研究表明，100克鸭蛋中就含有1500毫克的胆固醇。胆固醇与脂肪都是导致血管硬化的最主要因素，而血管硬化又会升高人体血压，因此高血压、冠心病等心血管疾病患者应该禁食鸭蛋。

腌制品

■□ 基本常识

腌制品是指为了防止食品的腐烂败坏，用食盐和水为原料将一些食品进行腌制以后而成的产品，如咸菜、腊肉、酸菜、咸鱼等，因为它能增进人的食欲，故为大多数人喜爱。

■□ 营养价值

腌制品除了能帮助人们开胃，增进食欲外，几乎对人体没有任何好处，而且，由于长时间的浸泡及在盐和微生物的作用下，食物中的营养物质大部分已经消失殆尽。需要注意的是，如果腌制液中的含盐量没有达到50％以上的话，食物中的硝酸盐就可能被一些微生物进行还原，生成亚硝酸盐。食入亚硝酸盐后，人体会全身呈现青紫色等中毒症状，甚至出现头痛、头晕、昏迷等。摄入人体中的亚硝酸盐与胺类物质发生反应，又会产

生亚硝胺，亚硝胺是致癌物质，摄入过多，容易导致癌症的发生。因此，无论是谁，都不应该经常食用腌制品。

■□ 对血压的影响

腌制品大多是用盐水进行腌制的，含有大量的盐分，正常人食用后会增加肾脏的负担，引起水钠在体内的潴留，容易形成高血压。对于高血压病患者来说，食用腌制品可以导致血压的迅速升高，特别容易发生危险。除此之外，还可能提升高血压并发症的发生率。所以，高血压病患者一定不要食用腌制品。

狗　肉

■□ 基本常识

狗肉，又名香肉，俗语有云："狗肉滚三滚，神仙站不稳"，因其营养丰富、味道醇厚而深受人们的喜欢。每逢冬令时节，很多地方有以狗肉作为补品的习惯。

■□ 营养价值

狗肉性温，味咸，归脾、胃、肾经，含有钾、钙、磷、钠等多种矿物质、氨基酸和丰富的维生素。狗肉蛋

白质含量高且质优，有利于增强机体免疫力、提高细胞活力。狗肉含有一定的药用价值，有入药疗疾的作用，老年人多有体虚怯寒、食饮不振的，食用狗肉既可以强身健体、活血化瘀，同时具有温胃暖脾、助阳益气的功效。

■□ 对血压的影响

高血压病患者容易血气不畅，内火旺盛，狗肉温肾补阳，性热效猛，食后会对血管形成压力，这对于高血压病患者来说，助阳而未能滋阴，过犹不及。另外，高血压病患者饮食宜以清淡为主，少摄荤腥，狗肉所含热量可观，营养价值可与羊肉、猪肉媲美，多食易存储脂肪，令人肥胖，而肥胖又是造成高血压的第一杀手，对于高血压病患者弊大于利。为了您的健康，有时忍痛割爱也是明智的选择。

鸡 肉

■□ 基本常识

鸡肉，肉质鲜美，是人们饭桌上的常见菜，烹饪方法很多，煮炒炖煨皆可，食疗中以母鸡和童子鸡为上品。

■□ 营养价值

鸡肉味甘，性温，入脾、胃、肝经，蛋白质的含量较高且易消化吸收，此外肌肉中还富含大量脂肪、维生素 A、维生素 C 及钙、磷、铁等多种矿物质。对体虚气弱的人可以强筋养气，固本培元。鸡肉入肾经，可以补肾气、养精血，鸡肝多有安养心神、滋润肌肤的疗效。鸡肉蛋白质含量较高，且易被人体消化吸收，对于提升体质很有帮助；同时含有对人体发育意义重大的磷脂类，是构成人们脂肪的重要组成部分。

■□ 对血压的影响

鸡肉富含优质蛋白和铁元素，具有降压补血的作用，所以高血压病患者在没有肾脏并发症的前提下，可以食用适量鸡肉。需要注意的是，鸡肉多食则助热生风、易动肝火，甚至诱发卒中，因此内热亢盛和有痛风病的高血压病患者应该禁食鸡肉。低盐分、低热能、低脂肪的清淡饮食对治疗高血压很有好处，提倡植物油，少食荤油。鸡肉热量多且稍显肥腻，加之含有胆固醇，高血压病患者如果可以限量食用、节制膳食就最好不过了。

限制其摄入量。

猪　肾

■□ 基本常识

猪肾，又名猪腰子，食疗多为辅助品，李时珍说："方药所用，借其引导而已。"食用可以炒、爆、炸、炝、拌，辅以葱、姜、椒，味道香浓，脆嫩爽口。

■□ 营养价值

猪肾味咸，性平，入肾经。含蛋白质、糖类、脂肪等物质丰富成分。猪肾具有滋补肾脏、理气利水的功效，对产后体虚者亦适用。可以通利膀胱、消除积滞、止息消渴，用于治疗腰痛肾虚、水肿、盗汗等症，肾气虚热的人群适宜食用，肾气虚寒的人群不宜食用。耳聋、耳鸣的老年人适宜食用。

■□ 对血压的影响

猪肾虽有补肾之效，但胆固醇含量较高，据研究，每100克猪肾中含胆固醇400多毫克，兼之味偏咸，所以忠告高血压病患者不宜多吃常吃。另外，猪肾所含脂肪较多，脂肪过多会黏附在血管壁上，造成血压升高，高血压病患者应该

猪　肝

■□ 基本常识

肝脏，是动物身体中极富营养价值的器官。猪肝中铁、磷含量很多，是造血的重要材料，因此它是人体补血的最佳选择。《千金·食治》记载："主明目"，可见常食猪肝还能明目，有维持正常视力、缓解眼疲劳的作用。猪肝可单用煮食、炒食，鲜嫩可口，成为餐桌上的一道美味佳肴。

■□ 营养价值

猪肝味甘，性温，入肝经。适宜气血贫虚，面容萎靡者食用，配以菠菜，补肝益神；适宜因供血不足所致的视物模糊、眼睛干涩或小儿麻疹病后角膜软化、内外翳障等眼病者食用。《圣惠方》所载猪肝羹，配以鸡蛋、葱白熬汤服食，可以明目补血。现代医学研究表明，猪肝中蛋白质含量丰富，有利于儿童的身体发育和智力发育。猪肝所含磷、铁为造血必备的原料，另外猪肝中含有丰富的维生素 A，常吃猪肝，对于眼科患者深有裨益。猪肝具有

多种抗癌物质，如维生素 C、硒等，可以抗衰竭、缓疲劳，有效地将有毒物质排出体外。

■□ 对血压的影响

猪胆含大量的胆固醇，每 100 克猪肝中胆固醇的含量约 300 毫克，而常人每天从食物中摄取胆固醇不宜超过 300 毫克。所以食用猪肝最好适量限量，尤其对于高血压病患者来说，既不利于降血压、血脂，大量食用甚至会导致动脉硬化和加重心血管疾病，故应以适度禁食为妥。

肥猪肉

■□ 基本常识

肥猪肉，饭桌上的常见食物，因其纤维细软，结缔组织较少，脂肪含量较高，经过烹调加工后肉质鲜美可口，风味独特。吃完猪肉后，慎饮茶，因为茶叶中的鞣酸和猪肉中的蛋白质会合成鞣酸蛋白质，鞣酸蛋白质会影响肠道正常的吸收和排泄功能，不利于人体的消化和吸收，还会使有毒物质和致癌物质残存体内。

■□ 营养价值

肥猪肉味咸，性平，入脾、胃、肾经，用以养肾补脾，添血益气，对于年长体弱肾虚者、产后气阻血亏者来说，食用肥猪肉较有帮助。此外，肥猪肉可以健肠胃、利二便、止消渴、润肌肤，营养价值和药用价值可观。肥猪肉中含有大量的蛋白质和脂肪，有滋阴补虚的功效，特别适合营养不良、身体虚弱患者食用，它还提供人体必需的脂肪酸，所含血红素能有效改善贫血。

■□ 对血压的影响

肥猪肉中的脂肪含量可高达 90％以上，从猪的腹腔以及大网膜和肠系膜分离出来的脂肪，甚至接近 100％。由此可见，肥猪肉绝大部分由脂肪构成，加之含热量高，多吃肥猪肉易使人体脂肪和热量存积，身体发胖，进而血脂升高，导致动脉硬化。所以，长期血压偏高者忌吃肥猪肉。

牛 髓

■□ 基本常识

牛髓，即牛体内的骨髓，是滋肺补肾的上品，对肺肾功能虚弱者食用有很好的滋补功效。牛髓食用方法很多，煎、蒸、炒、煮皆可，每一种烹调方法都可做出色香味俱佳的菜来。牛髓易生湿助痰，痰湿之体切记慎用。

■□ 营养价值

牛髓，性温、味甘、无毒，归肺、肾经。《本草纲目》记载牛髓"润肺补肾，泽肌，悦面，理折伤，擦损痛"。可见它在治疗肺虚肾亏、跌打损伤方面具有良好的药效，外敷内服都可，甚至可以填气血、泽肌肤、美容颜。牛髓含有蛋白质、脂肪、维生素 B_1、维生素 B_2、多种脂肪酸等成分，许多壮骨粉、补钙品的原料多来自于牛髓。据报告，服用牛骨髓骨粉，可以明显降低儿童龋齿的发生率。另外，食用牛髓还能预防感冒，缓解头痛，提高大脑注意力。

■□ 对血压的影响

牛髓的功能在于养精血、补虚气，是一种含脂肪、胆固醇较高的食品。高血压病患者食用容易导致血脂升高，动脉壁内血脂沉积，从而加速动脉硬化，故切忌多食。此外，牛髓属于大补之物，多食则使心率加快，对血管形成压力，所以心血管病患者也宜少食或不食。

羊　髓

■□ 基本常识

羊髓，指的是羊骨髓、羊脊髓，有滋阴补血的功效，适宜进补，以羊髓熬汤，不仅味道芳香浓郁，还是滋补和健身的佳品。《食疗本草》："酒服之补血，主女人风血虚闷可见"，可见，羊髓对治疗女性气血不足有很好的疗效。

■□ 营养价值

羊髓，性温，味甘，无毒，入肺、肝、肾经。羊髓营养价值很高，据《随息居饮食谱》记载，羊髓"润五脏，充液，补诸虚，调养营阴，滑利经脉，却风化毒，填髓"。可见羊髓善能补精滋阴、养血固肾，而且在疗治体虚肺痿、宁咳嗽、止消渴、丰毛发、润肌肤方面也有良好的效果。据分析，羊髓中含有大量的无机物，多半为磷酸钙，此外还有少量的碳酸钙、磷酸镁和微量元素。羊髓富含维生素 A，可以增强机体免疫力，促进发育，维持上皮细胞功能。

■□ 对血压的影响

羊髓中胆固醇含量颇高，每100

克羊髓中胆固醇含量高达 2000 多毫克，比例超过 2％，而常人每天胆固醇的摄入量不宜多于 300 毫克。因羊髓中胆固醇含量过高，多食易造成动脉硬化，故高血压病、高脂血症者不宜多食、常食。

鱼 子

■□ 基本常识

鱼子，可分为硬鱼子和软鱼子两类，硬鱼子即雌鱼的卵块，软鱼子为雄鱼的精块。一般鱼子经过盐渍或熏制后可以食用，同鱼肉一样，味道鲜美，营养丰富。鲟鱼的硬鱼子用以制作鱼子酱，堪称上品。软鱼子可氽可炒，常用于冷拼或副菜。鲭鱼、鲱鱼、梭鱼、鲑鱼的鱼子比较有名。

■□ 营养价值

鱼子中含有大量的蛋白质、钙、磷酸盐、铁、维生素和核黄素，其中磷酸盐的平均含量超过 40％，对人脑及骨髓会有良好的滋补效果。鱼子中维生素 A、B 族维生素、维生素 D 的含量丰富，维生素 A 是人体生长发育必不可少的元素，B 族维生素有护肝的作用，维生素 D 可以预防佝偻和软骨症，鱼子中的多种维生素还

能使头发乌黑亮泽。此外，鱼子中含有丰富的蛋白质和钙、磷、铁等矿物质，以及大量的磷脂，这些营养素是我们日常膳食中比较容易缺乏的，对儿童的生长发育来说，多食鱼子，可以强健体质，助益脑力。

■□ 对血压的影响

高血压病患者因该少吃动物性油脂，食用油最好选用豆油、花生油、葵花子油等植物油。控制动物脑子、鱼子等高胆固醇食物，避免多食易引起的血管硬化症状，胆固醇固然是人体必不可少的物质，但摄入过多反而有损无益。

蟹 黄

■□ 基本常识

蟹黄，即螃蟹的卵，丰腴如脂，柔滑细腻。菊香最是蟹黄时，我国自古就有吃蟹黄的习俗，古诗云："味尤堪荐酒，香美最宜橙。壳薄胭脂染，膏腴琥珀凝。"古人吃蟹黄佐以米酒，可祛除寒气，今人吃蟹配以姜茶，可清减腥味。蟹黄分为河蟹黄和海蟹黄两种，河蟹黄醇香甜嫩，海蟹黄滋味稍逊。

■□ 营养价值

蟹黄，性寒，味咸，入肝、胃经。中医学上对蟹黄的药用价值认识深刻，据《随息居食录》所载，蟹黄"补骨髓，滋肝阴，充胃液，养筋活血，治疽愈核。"说明蟹黄不仅可以滋肝顺胃、补骨添髓，还可以舒筋畅血、利肢便湿，甚至对治疗疽痈、结核也有一定的功效。蟹黄富含胶原蛋白、钙、磷、维生素 A 等营养成分，其中，蛋白质为人体生息繁衍所必需，钙可以治疗少儿的佝偻症和老年人的骨质疏松，维生素 A 可以延缓皮肤角化。

■□ 对血压的影响

经过调查研究，高胆固醇的食物与动脉硬化的发生基本成正比例关系。随着血液中胆固醇摄入量的增加，容易沉积到血管壁中，进而引起动脉硬化。荤腥食物多少都含胆固醇，适量的胆固醇对人体有益无碍，但对于高血压来说，有必要根据血液中胆固醇含量及动脉硬化情况，适度控制胆固醇的摄入量，安全起见，每天 200 毫克以下是可接受的。数据显示，每 100 克蟹黄中的胆固醇含量几近 460 毫克，所以高血压病患者要慎食蟹黄，少量少次，同时辅以菜蔬果品，可降低胆固醇的吸收，促进新陈代谢。

酒

■□ 基本常识

酒，以粮食作为原料经过发酵酿造而成。中国的酒文化源远流长，早在甲骨文中就出现了酒字，史料的记载浩如烟海，如《诗经》中有"即醉以酒，即饱以德"（《大雅·即醉》），诗中也言道"兰陵美酒郁金香，玉碗盛来琥珀光"，《礼记》、《左传》等经典著作中，多有对古代酒俗的相关记载，如"酒者可以养老也"（《礼记》）、"酒以成礼"（《左传》）等。人们饮酒品酒，以酒抒情解忧，故酒有浊贤之名。

■□ 营养价值

酒，性温，味辛、甘、苦，入心、肝、肺、胃经。因酒气热而大，诸经可达，多用来扶肝助心、舒筋活络、暖中益神。白酒可做药引，借以导势；米酒可温脾养胃，活血御寒；啤酒可清暑解热，补骨健身。酒的化学成分主要为乙醇，蒸馏酒乙醇含量约 60%。少量饮用可以促进唾液、胃液分泌，利于肠道消化吸收，同时能有效刺激大脑神经中枢，使个体处于兴奋状态，缓解疲劳。

■□ 对血压的影响

酒的热能含量高，长期大量饮酒使热量贮存难以释放，从而增加体重，导致肥胖，进而增大冠心病和各种心脑血管病的发病率。此外，随着饮酒量的增加，会使心跳频率加速，心脏负担加重，外周血管被迫扩张，血管壁压力相对提升，继而引起血压增高，高血压发病率增大。因此，高血压病患者应该限制酒量，少饮有节，切忌酗酒。

浓 茶

■□ 基本常识

茶，又作茗，苦荼，山茶科，为常绿灌木或小乔木植物，喜欢温暖湿润的环境，在江南一带广泛栽种。古诗云"蚕熟新丝后，茶香煮酒前"，茶植三年，采叶泡水，可做饮品。茶源于中国，龙井、普洱、碧螺春、铁观音俱为茶中珍品。

■□ 营养价值

茶，性凉，味苦、甘，入心、肺、胃经。《本草纲目》记载："茶苦

而寒，阴中之阴，沉也，降也，最能降火。火为百病，火降则上清矣。然火有五次，有虚实。苦少壮胃健之人，心肺脾胃之火多盛，故与茶相宜。"茶不仅有败火的作用，还可以除烦恶、解消渴、清肠胃、去腻脂。现代医学进一步证明，茶的药理疗效优于其他饮料。茶中所含的咖啡碱能够醒脑提神，茶多酚有助护肤美容，另含钙、磷、镁等多种成分，可以强身健体、延年益寿。

■□ 对血压的影响

茶虽有益，清淡为佳。饮茶需适度，勿贪浓茶。浓茶多饮一则水分吸收过多，加重心脏负担；二则刺激大脑神经，容易兴奋过度；三则减低胃液浓度，影响食物的消化和吸收。如果高血压病患者饮茶过浓，有损无益，日饮清茶一杯，既可明目舒心，又能降脂降压，何乐而不为呢？

葡萄柚汁

■□ 基本常识

葡萄柚，又名西柚，芸香科，原产地为西印度群岛。果实成串，和葡萄非常相似，花和皮的成分与柚相近，果肉多白色或红色。葡萄柚可加

工制成果汁，嫩嫩爽口，能止渴生津，在一些国家中是仅次于橙汁的果饮，也常作药用。

■□ 营养价值

葡萄柚，性温，味甘、酸、苦，略带香气。葡萄柚可以提高组织细胞活力，调理机体，如含有保健皮肤的维生素 P 和解毒功能的维生素 C，可以养颜减肥、利尿消毒，葡萄柚中含有丰富的酸性物质，可以促进消化、改善食欲、减轻忧郁症。此外，葡萄柚有助于人体对钙、铁等重要矿物质的吸收。

■□ 对血压的影响

高血压病患者为了维持身体的代谢平衡，常常需要降压，以排出多余的钠，但同时，也流失了维护心肾的钾。葡萄柚含钾不含钠，而且其中的天然果胶能有效降低人体血液中胆固醇的含量，因此深受高血压病患者喜爱。需要特别注意的是，葡萄柚汁不能搭配降压药等相关药物服用，因为葡萄柚汁中的喃糖香豆素会加速药物代谢，变相地加大了药量，从而导致严重的副作用，甚至可以致命，所以防患于未然，建议高血压病患者选择其他饮品。

辛辣食品

■□ 基本常识

辛辣食品，包括辣椒、花椒、大蒜、芥末、生姜、葱及酒精饮料等。南方天气潮湿，南方人多食辣椒补燥；北方气候干凉，北方人多食大蒜御寒。人们已经习惯用辛辣食物佐餐，与主食相得益彰。春季天干物燥，阳气初生，积阴未除，人体水分流失而不易察觉，容易上火，过多食用辛辣食品则耗损阳气，降低免疫力，应该慎食。

■□ 营养价值

中医学认为，辛辣食品能够温中驱寒、消食开胃，不仅营养价值高，而且药理作用明显，因此常被用作辅药治疗寒气积滞、肠腹绞痛等症。辛辣食品中富含多种微量元素，可促进肠胃蠕动，便于消化吸收。风湿性关节炎患者、伤风感冒患者吃些辛辣食品，如生姜、大蒜，既可暖身，又可去风，有散热祛毒的疗效。

■□ 对血压的影响

适量食用辛辣食品对于健康人来说有益身心，但对正在服药的人，如服用的降压药和辛辣食品搭配却有明显的副作用，轻则使药物失效，重则与药物发生不良化学反应，令患者的生命受到威胁。而且辛辣食品刺激性大，易加快血液循环，加重心脏负担，故高血压病患者应限食、忌食辛辣食品。

膨化食品

■□ 基本常识

膨化食品，又称挤压食品、轻便食品等，20世纪60年代末出现，近年来风靡全球，以谷类、薯类、豆类为主原料，经过加压、加热的物理处理后本身体积膨胀，然后再加工，得以成型。膨化食品包括面包、薯片、虾条等品种，外表蓬松，入口酥脆，很讨孩子们喜欢。

■□ 营养价值

膨化食品中糖、盐、油的含量比较多一些，偶尔食用无碍，常食易导致儿童偏食厌食、营养不良。生产厂家在食品中多添加化学膨松剂，导致铝含量偏高，进入人体可产生不良化学反应，如排挤出骨骼中的钙，干扰细胞和器官的新陈代谢，甚至损伤神经系统。建议消费者抵制诱惑，不吃或少吃膨化食品。

■□ 对血压的影响

膨化食品普遍具有高脂、高糖、高热的特点，长期食用会加大油脂、糖分、热量的摄入，积累脂肪，使身体发胖。而且，由于膨化食品的加工多在金属管道中进行，管道中的铅会附带到食品中，形成隐性添加剂，造成血压升高，损害神经系统，对于高血压病患者来说，要谨慎选择，少吃或不吃为好。

油炸食品

■□ 基本常识

油炸食品，生活中最常见的食品之一，逢年过节常吃的麻花、丸子，早餐外卖的油条、面点，都有油炸食品的身影。近年来洋快餐在中国盛行，因其外观精巧、滋味别致而深受年轻人追捧。油炸食品色泽鲜亮、香脆可口，深受人们的喜爱，但经常食用对人体的危害很大。丙烯酰胺是油炸食品的成分之一，它属于中度有毒物质，会人体的皮肤、消化系统、呼吸系统有刺激作用，长期食用还会影响中枢神经系统。此外，据研究发现，油炸食品还易致癌。

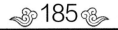
■□ 营养价值

高温油炸过程中，食品中的大量维生素流失，未能被人体吸收利用。长期大量食用油炸食品有害健康，因为油炸食品中含丙烯酰胺，不仅刺激眼睛和皮肤，还会影响神经系统，轻者记忆衰退，出现幻觉，重者脑出血，同时，丙烯酰胺也是生殖系统癌症的诱因之一。此外，油炸食品油脂多，不易消化，会加重肠胃负担。油在高温条件下被反复使用，分解聚合反应中也会生成致癌物质，量少的话并不起眼，达到一定含量会对生命构成威胁。

■□ 对血压的影响

油炸食品所含脂肪与热量极高，长期食用会加大油脂、热量的摄入量，积累脂肪，使身体发胖，肥胖会导致高血压、冠心病、心血管病、糖尿病等。对于高血压病患者来说，要谨慎选择，少吃或不吃油炸食品为好。

附 录

配合高血压病食疗的最佳中医疗法

音乐疗法

许多人都喜欢听音乐，不管是古典的还是流行的，总有一种音乐能让你怦然心动。从 20 世纪 40 年代以来，人们发现音乐还能用来治病，比如抑郁症、自闭症等，都取得了不错的疗效。对于高血压病患者而言，同样可以采用音乐疗法进行治疗。

音乐可以陶冶情操，让人保持心情愉快。许多专业医师经过长期临床研究发现，高血压病患者经过音乐治疗，血压可以恢复正常。音乐能使人心情平稳，转移人的焦虑、紧张等不良情绪，从而调节心血管、内分泌、消化等系统的功能，达到最佳状态，还能降低交感神经的兴奋性，减少肾素-血管紧张素Ⅱ的分泌，降低血压。

适合高血压病患者的音乐曲目有《罗密欧与朱丽叶》、《汉宫秋月》、《海边天空》等，最好每天 1～2 次，每次 30～45 分钟，30 次为 1 个疗程，音量以适合患者为佳，不宜太大。

需要注意的是，音乐疗法不一定适合所有的高血压病患者，应该考虑到患者的性格特点及对音乐的敏感度等，可以备一个血压器，在进行音乐疗法前后进行测量，然后对比观察，以检查效果。如果想达到更好的疗效，可以请教一下专业的医疗人员。

药枕疗法

药枕疗法与熏蒸疗法原理相似，都是利用药材芳香走窜的特点，使药物通过肌肤腠理到达人体经络，起到舒经活血、镇静安神、调和阴阳等作用。

传统医学认为，颈项部连接头与身体，十二经脉、三百六十五络的气血大部分都会经过颈项，药枕疗法可以使药物直接作用于颈项，刺激和激发经络之气血，疏通经络，调节血管功能，促进血液循环；还可作用于头颈部的神经系统，调整其信息传导过程，比如抑制交感神经的兴奋性，从而起到治疗疾病的目的。

血压高的病人可以选择一些有降压平肝、镇静安神、舒经活血的中草药，如决明子、淡竹叶、野菊花、薄荷、桑叶、夏枯草、白芷、山药、川芎、绿豆等。花、叶等比较软和的中药直接应用即可，像荷叶等较大的可以剪碎后再使用，质地较硬的中药，如川芎，就要将其打碎或研末儿后装入枕头，不但用着舒服，还可以使头颈部充分接触到药物，更有利于药效的发挥。

针灸疗法

针灸是我国传统医学的一部分，是中国所特有的医疗方法之一。它包括两方面的内容，即针法和灸法，通过刺激局部皮肤感受器、血管和神经，从而疏通经络，补泄气血，调节神经功能，达到防病、治病的目的。

对于高血压病患者而言，针灸操作简单方便，价格实惠，且没有副作用，具有滋养肝肾，补虚泄实，调整自主神经功能，扩张小动脉的作用。临床观察发现，针灸疗法对一、二期高血压病有很好的降压效果，有效率最高达 82.5%。

高血压常用的腧穴有曲池、内关、大椎、肩井、风池、涌泉、三阴交、足三里、合谷、复溜、阴陵泉、中院、丰隆、百会、气海、太溪、太冲等穴。中医要求辨证施治，首先必须要明白自己的身体状况，然后再进行腧穴的选择。一般采用平补平泄法，每日或隔天一次，留针 25～30 分钟，10 天或 20 天为一疗程。

需要注意的是，不要在饥饿、劳累的状态下施行针灸；针灸时精神要放松，不要紧张；如果情绪不稳定，最好不要施针。

刮痧疗法

刮痧是指利用某一项工具（如水牛角、玉石等）在人体皮肤表面进行刮拭，以疏通经络、活化气血、消肿止痛，从而增强机体免疫力，达到治疗疾病的目的。

临床试验证明，刮痧也可有效地降低人体血压。如果高血压病患者觉得针灸不太好操作的话，就可以选择刮痧。刮痧工具简单，手法简单易学，没有什么副作用，是高血压病患者的又一个不错的选择。

刮痧治疗高血压的常用腧穴有百会、风池、肩井、曲池、人迎、足三里、三阴交、背部膀胱经、头后部及肩部等。其中最主要的就是位于头颈部的腧穴，因为调节血管舒缩作用的神经中枢就在这里，刮拭这个部位可以解除小动脉的痉挛，扩张血管，使血压降低。

第一次刮痧一般出痧比较多，可以在第二天的时候查看一下痧退的情况，如果痧没退，就暂停不刮，等痧退净后再刮拭第二次。一旦选择了刮痧，就要一直坚持下去，才能保证良好的防病、治病效果。

此外，不要空腹刮痧，刮痧结束后最好喝一杯温开水，注意防寒保暖。有糖尿病、动脉硬化的患者刮痧力度应减轻，血小板减少、过敏性紫癜等出血性疾病患者不宜刮痧。

按摩疗法

按摩属于一种物理疗法，不采用任何工具，直接用手作用于机体表面，没有任何副作用。药王孙思邈曾说："按摩日二遍，一月后百病并除，行及奔马，此是养身之法。"由此可见，按摩具有很高的医疗保健价值。

按摩可以疏通人体血管经络，扩张细小血管，解除血管的收缩状态，起到一定的降压效果。下面介绍几种常见的按摩手法。

（1）推眉弓：用食指侧面在印堂与太阳穴之间沿眉弓单方向推揉 1 分钟。

（2）推桥弓：用拇指推桥弓穴 20～30 次，先左后右。

（3）按人迎穴：抬高下巴，示指逐渐加大力度按压人迎穴，数到 3 时立刻放手，重复 3 次。

此外，还可以按摩以下穴位：天柱、风池、肩井、太阳穴、关元、气海、腰阳关、合谷、曲池、命门、涌泉、肾俞、膈俞等。

贴敷疗法

贴敷疗法是指以中医理论为基础，将中草药制剂贴与人体肌肤表面，通过渗透作用进入机体内部发挥作用的治疗方法，与药枕疗法有异曲同工之妙。较之服药，更为简单实用，尤其适用于不能服药及老幼虚弱的患者。

贴敷疗法所用的药物包括散剂、糊剂、膏剂、丸剂等，最常见的就是散剂，其制作方便，随用性强，且疗效显著。下面是比较简单的几种方法，希望对血压高的患者有所帮助。

① 将吴茱萸研末儿，用醋调拌，每次取适量贴于足心，用绷带固定即可，每周 3～4 次。

② 将牛膝、川芎研末儿置于干燥处，用时取适量，将肚脐窝消毒后倒入药末儿，覆盖棉球，然后用绷带固定。3 天换 1 次，10 次为一疗程。

洗足疗法

现代医学称脚为人的第二心脏，因为人体的所有脏器在脚上都有自己相应的投影，任何脏器的疾病在脚上都会有所表现。此外，脚上还分布有 60 多个腧穴，是足三阴与足三阳的交汇之处，所以，保护好脚对机体的健康有很重要的作用。

洗足疗法即通过药物对脚的刺激，促进气血运行，疏通脏腑经络，调节神经功能，从而增强机体免疫力，健身祛病，起到治疗疾病的目的。下面简单介绍几种易于操作的方法。

① 夏枯草 50 克，钩藤 30 克，桑叶 50 克，菊花 50 克，共煎汤，趁热时泡脚。每天 2～3 次，每次 10～20 分钟。

② 桑叶 50 克，桑枝 50 克，芹菜 80 克，煎汤取液，趁热泡脚。每日 1～2 次，每次 15～20 分钟。

③ 桑叶 30 克，桑枝 30 克，茺蔚子 20 克，煎汤取液，每天 1 次，严重时改为每天 2 次，每次 15～25 分钟。